醫學博士 朱曉平——著

中西合療老偏方

常見病痛一掃光

目錄

推薦序

最實用的必備保健書

在台灣，由於有全民健保，生病的時候可以迅速尋求醫師診治而不必太過擔心費用負擔。住在台灣時，健康照顧上是方便的。然而頻繁的就醫，吃下一大堆藥物，對於身體真的是好事嗎？況且即使再方便，醫師也不可能時時刻刻在身邊，還是可能因為時間地點等因素無法立即求醫。這些問題是否曾經令您擔心過呢？您是否真正擁有健康了呢？

在臨床工作，往往有一些情形困擾著醫病雙方：有些病人就算微不足道的不適，也要醫師開藥；有些病至沈疴了，仍然希望只靠身體的自癒能力；有的人看了好幾科，抱了一堆藥回家，一天要吃幾十粒藥；有的人卻又不敢吃，往往自行減量或停藥。究其原因，恐怕是來自於對醫療的不安。

健保使大家就醫方便，卻沒有辦法改善病患對於醫療的不安感。因為不安所以反覆就醫，因為不安而索求藥物，又因不安而又不敢服藥。再則，國際交流日益頻繁，許多人會因為旅遊、進修或工作的原因而出國，到了國外，人生地不熟，哪裏有合適的醫療院所？哪位醫師值得信任？如何銜接醫療照護？如何處理意外狀況？也因此，經常會遇到病患出國前焦慮地詢問應該怎麼準備常備用藥。

健康人人想要，健康的知識卻非人人擁有，不安因而產生。人體本來就有自癒的能力，維護健康最重要的責任在於自己。很多小毛病，簡單的生活調養即可復元，不見得非得找醫師開藥；有很多的大病，起因於不良的生活習慣，醫師給的藥物只是治療的一部份，也必須配合在日常生活中多加注意，才可以防微杜漸。惟有掌握健康的智慧，才能為自己的身體找到健康的最大值。

朱曉平醫師的《中西合療老偏方：常見病痛一掃光》，以淺顯易懂的文字，深入淺出地解釋日常生活中許多常見病痛的原由、中西醫治療方法及其問題癥結，並提供簡單易懂的保健調理方案來改善病痛。本書可以放在手邊，作為處理日常生活中常見不適症狀的查詢工具書；也可以常常閱讀，增進預防保健的知識。手邊備有這一本書，也許比拿了一大堆卻又不敢吃的藥，或出國前不知要準備多少的常備用藥，對健康更為有幫助。

中國醫藥大學附設醫院 中西醫結合科主任

黃國欽

作者序

你也可以擁有醫生的智慧

養生祛病，沒病防病，有病自己搞定，不用去醫院排隊，儘量不讓自己的血汗錢花在醫院裡，我想這是每個人的夢想。

要實現這個夢想，不外乎是幾種方式：

第一種方式，就是你自己是個醫生，那不用說，包管解決了。

第二種方式，就是你的親戚，比如兒子、女兒是醫生——我的父母在若干年前就想到了這個主意，結果培養出了一個當臨床醫生的兒子。

第三種方式呢，則是自己學習，自己看醫書，自己成為一個醫生，或者說接近一個職業醫生的水準。

為了實現這個夢想，許多人開始閱讀各種健康書籍。可是，他們又會發現：許多健康書太難讀了，太複雜了，於是心灰意冷，失去了信心——也是，要成為醫生，得上好幾年醫學院，讀好多書，一般人又怎麼可能達到他們的水準？

一般人可能並不知道，儘管一位醫生在受教育的時候，讀了大量的書籍，學了大量的知識，但是當他從事臨床工作的時候，這些知識真正能夠應用的，其實並不多。

這個道理我們可以結合每個人自己上學的經歷來加以理解：每個人上學的時候，都學了很多知識，但當你工作之後，你想想，當年學的知識，有多少是會在你每天的工作中使用上的？

醫生也是這樣，在學校裡讀了許多厚厚的醫學書，學習了幾百種疾病、症狀、治療方法，但當他步入臨床後，經常遇到的疾病，卻是那麼可憐的十幾種、幾十種。其他很多種，只能停留於書本上留下的印象，極難見一面。

神經科的醫生，每天看的大部分都是中風病。

骨科的醫生，每天看的大部分都是頸椎、腰椎疾病。

消化科的醫生，每天看的大部分都是拉肚子、便祕等不適。

我的一位學弟，學的是兒科，畢業後進入醫院工作，我問起他的工作感受，他開口就發牢騷說：「太沒意思了，整天都是在看小孩的發燒、咳嗽、感冒、拉肚子什麼的，重複來重複去的，了無新意！」

沒辦法，現實就是如此！畢竟我們一般人所罹患的疾病，都是些常見病、多發病，像頭痛、感冒、頸腰椎病、便祕、肥胖、高血壓等幾十種而已。一位臨床醫生，八十%的時間都用於看這些病上；而罕見病、疑難病，並不是容易見到的。

所以一般有這樣的說法：醫生越老，就越有水準。這句話應該這樣來理解：他只有夠老，才能夠有時間等到那些罕見病的出現；越老，見到這些罕見病、疑難病的機會就越多，水準才會越高。

從醫這麼多年，有時候回顧一下，我會有一種感覺，自己從事的工作，其實和工廠流水線上的工人沒有太大區別，他們每天從事的，就是對流水線傳過來的零件進行簡單的幾項加工。而臨床醫生也是這樣，一天下來，看的病人不少，但回想一下，看到的症狀、疾病，十個手指就可以數出來，而且基本上天天如是。

就算是一位真正的專業醫生，他平常接觸的、應用的，也就是若干種常見疾病，數量不多，知識量也不大，即便對於一位普通人來說，掌握起來也並不會有多大難度。

在這本書裡，我就把臨床上最常見的一些疾病、症狀挑了出來，看完了這些知識，我相信你完全可以成為半個醫生，甚至比許多沒有受過正規醫學教育的庸醫還高明不少。

學習醫生的智慧，我想，這才是通往「求醫不如求己」目標的真正坦途！

朱曉平

第一章

內科常見病，治癒一身輕

不打針不吃藥，感冒自己就會好

我們每個人都對感冒這個病非常熟悉，從小到大，每一個人都是在大大小小感冒中活過來的。

一般感冒叫作「上呼吸道感染」，會引起頭暈、頭痛、咳嗽、打噴嚏等症狀。其實絕大多數的情況，治療感冒根本不必大費周章，多數藥品無論是針劑還是藥劑，對於治療感冒意義根本不大。

為什麼感冒總是找上你？

從中醫角度來說，病毒屬於「外邪」、「風邪」，中醫學有一句名言：「正氣存內，邪不可干」，意思是如果體內正氣旺盛，自然不怕外面的邪氣進來。所以罹患感冒主要是因為體質虛弱，正氣不夠，或是邪氣太強之故。

如果感冒老是找上你，不外乎下面兩種原因：

一是**你的身體在感冒前就處於虛弱狀態，這個時候身體就像房間的門全部打開一樣，防禦力量下降至最低。**如果長期工作連續幾周沒有休息，或是通宵唱KTV跑夜店、加班熬夜，就會造成體質虛弱。

二是有受風邪病史。風邪透過身體毛細孔侵入體內，當我們流汗的時候，毛細孔也打開，這時候如果沒做好保暖工作，或是貪一時之快，吹冷風或是洗冷水澡，風邪就侵入了。

而從西醫角度來講，會引起感冒的病毒，數目眾多，如鼻病毒、流感病毒、冠狀病毒、腺病毒、柯薩奇病毒、埃可病毒等。一般情況下，人體有完善的三大防禦機制，包括上呼吸道的黏液、呼吸道管壁上的纖毛，以及在呼吸道皮下的血管當中的免疫細胞，能避免這些病毒侵入體內。

當病毒試圖侵入人體時，首先會被黏液粘住，這就是鼻涕或痰的原形，然後纖毛會像掃把一樣，將這些鼻涕或痰一掃而出。就算有些病毒進得了皮下的血管，也逃不過免疫細胞的攔截。

不過，這些強大的防禦機制，最怕寒風一來，纖毛活動變慢、黏液分泌得少了，呼吸道皮下的血管乾脆收縮起來，結果巡邏的免疫細胞也變少了。而常常「日也操、夜也操」的人，免疫細胞的能力也較弱。

當病毒大舉入侵後，人體的下視丘體溫調節中樞會發出指令來調高體溫，全力投入到抵抗病毒的戰爭中。體溫升高，將會使全身的血液循環速度明顯加快，有利於全身各處的免疫細胞迅速聚集，達到最佳的防禦力量。

【小心！三種嚴重病容易與感冒混淆】

●肺炎

由於人體擁有強大的防禦系統，所以即使邪氣入侵，在防禦系統的奮力抵擋之下，我們基本上還是可以將之控制在上呼吸道的範圍裡。但對於體質特別虛弱者，例如老年人，一旦被病毒入侵，病毒很輕鬆就可以突破層層阻攔，要小心有併發肺炎的可能性。

當併發肺炎時，會產生胸口痛、會喘、有黃痰的症狀。

●細菌性感染

如果是病毒性感染，那麼咳的痰、流的鼻涕基本上都會是白色或者清淡色；但如果是細菌性感染，那麼這些分泌物會是淡黃、深黃色。如果發現是後者這種症狀，最好到醫院檢查。因為細菌性感染治療方式不同於一般病毒性感染的感冒，如果未及早發現，那後續引發的肺炎必然會一發不可收拾。

●心肌炎

這是一種心肌的發炎性疾病。病毒雖是從上呼吸道進入體內，但會朝著心臟前進。如果在感冒後出現心慌、胸悶等不適，一定要立即前往醫院就診。

吃藥殺不死病毒

感冒時，所有皮下血管都會收縮，避免血流將熱量外洩，所以病人會畏寒。同時，也要增加體內熱量的產生，當肌肉進行收縮，就產生出熱量。

此時人體的資源會盡可能地投入到病毒戰爭當中，所以會產生一些如前列腺素、干擾素等物質，這些東西就會引起頭痛、全身酸痛、乏力等症狀。因為：**頭痛了，你就不會再去想東西耗費腦力，而是讓大腦休息一下，將節省下來的能量、資源用於免疫系統對抗病毒上；全身痠痛無力了，你就會再休息，節省能量；至於沒有胃口，則是因大魚大肉、肥甘厚膩之品，都得消化系統耗費一番精力才能順利吸收**，這當然不行。

可以說，感冒引起的不舒服，基本上就是由人體免疫系統與病毒互相抗爭所引起的。

一般人認為感冒引起的症狀消失掉，感冒就算是治好了。那麼要如何讓這些症狀消失呢？藥廠就按照這個標準來開發各種藥物。要治療流鼻涕，就直接收縮鼻腔的血管，血管收縮了，沒血流通過了，鼻涕就不會流出來。

要降體溫也很簡單，針對下視丘體溫調節中樞用藥，讓體溫調節中樞不再發出升高體溫的命令，這樣發熱就消失了。

要頭不痛，身體也不痠痛，只要直接作用於前列腺素、干擾素這些物質就可以了。

這樣來治療，其實是干預、制止了免疫系統對病毒的殺滅，雖然吃了這些藥後病人很快就會覺得舒服，但是其實病毒並沒有被殺死。

為什麼不使用抗病毒的藥物，直接把病毒殺死，反而要去干預免疫系統的工作呢？原因是引起感冒的病毒很狡猾，因此抗病毒的藥物一直都沒有太好的效果，就算是一種新型的抗病毒藥，剛研發出來時還有效，可是過不了多久，那些病毒就會透過變異、自身結構改變等方式，讓這些抗病毒藥一點效果都沒有了。

但幸好一般感冒病毒都成不了氣候，免疫系統完全有能力不依靠任何藥物、外力的幫助，就能把它們徹底殺滅。

事實上，**感冒的人只要天天睡覺，好好休息，最快兩、三天，最慢一個星期，他體內的免疫細胞就把病毒全部清理乾淨，讓感冒徹底痊癒！**

另外，雖然感冒藥把免疫系統對病毒的打擊給抑制、削弱了，但戰鬥力被削弱的免疫細胞還是足夠強大，仍然能夠把病毒完全殺滅。

【能出汗，感冒就會好】

治療感冒實在不必大費周章，只要身體能出汗，感冒症狀就會好了。

因為感冒的人出汗時，表示身體已經放棄了升高體溫的意願，它會啟動散熱的機制，這時候就要多多出汗，讓汗水儘快把體內的熱量帶走，這樣才能迅速達到降低體溫的目的。如果不採取散熱措施，人體的溫度就會迅速升高，升到四、五十度都有可能。

至於要發汗的方法有很多，下面就列舉三種。

- **靠吃：**吃碗放大量辣椒的麵。

● 靠喝：喝大量的熱水，或者喝碗用生薑、蔥白和紅糖一起煮成的薑湯。
● 靠保暖：拿吹風機，對著前額、後頸部吹，也能達到出汗的目的。

感冒初期的按摩緩解法

如果已經有感冒徵兆的時候，可以利用下面這幾個穴位，激發身體的免疫力，達到自癒的效果。

迎香穴與上迎香穴

迎香穴屬於手陽明大腸經最末端的穴位，位於鼻翼外緣中點，鼻唇溝的中央；上迎香穴為經外奇穴，即並不屬於任何一條經絡，但與迎香穴關係密切，可配合使用。該穴位於鼻翼軟骨與鼻甲的交界處，靠近鼻唇溝的上端。刺激這兩個穴可以通鼻竅、啟動鼻周經絡正氣之效。

開始打噴嚏的時候，就可以按壓這兩個穴位，每個穴位按摩十次以上，力道要夠強，感覺到痠脹才有效果。也可抹上一點萬金油或白花油，其中揮發性成

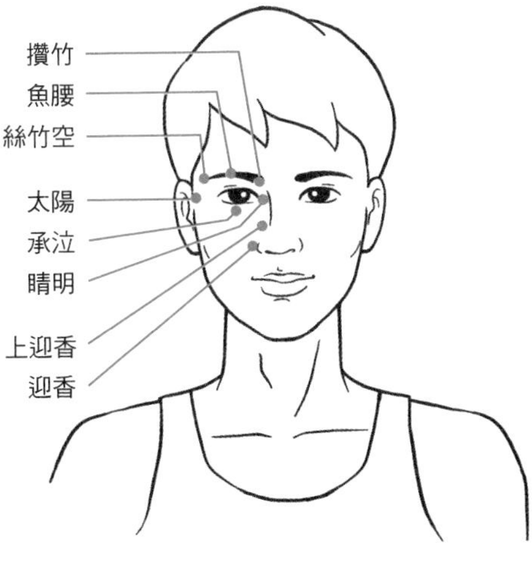

分能刺激鼻腔黏膜，促進黏液的分泌，加強防禦病毒。

另外，按壓這兩個穴位，還能改善鼻塞和流鼻涕的症狀。

太陽穴

太陽穴就在眉梢與外眼角之間向後約一橫指的地方，按摩這個穴位，能緩解感冒時的頭痛。

眉毛

眉毛上有三個穴位，靠近眉心起點處是攢竹穴，眉毛中間點是魚腰穴，眉毛盡頭則是絲竹空穴。以食指指腹的力量從眉心到眉棱骨推壓，也能緩解頭痛。

背部的督脈與足太陽膀胱經

中醫認為感冒的發病原因，是正氣不足，導致外邪入侵所致，因此必須增強正氣。正氣就是陽氣。

人體的背部屬陽，腹部屬陰。督脈在脊柱中央，脊柱的兩側則是膀胱經，這兩條經脈多分布於人體背部，屬於陽氣之脈。其中，督脈更被視為能「主一身之陽氣」。所以刺激督脈和膀胱經，就能增強人體的正氣，治癒疾病。

利用刮痧和拔罐，從背部激發自癒力

感冒引起的不適，主要還是由於身體發熱所致，身體藉由皮膚血管的收縮減少熱量流失，而又緊繃肌肉以增加熱量。所以，要從外部治療感冒不適的症狀，可以想辦法刺激血管擴張，在人體背部進行刮痧和拔罐，都能達到這個目的。

人體背部還有一些免疫細胞，而透過刺激背部經脈，就可以調動這些免疫細胞殲滅病毒，使感冒痊癒。

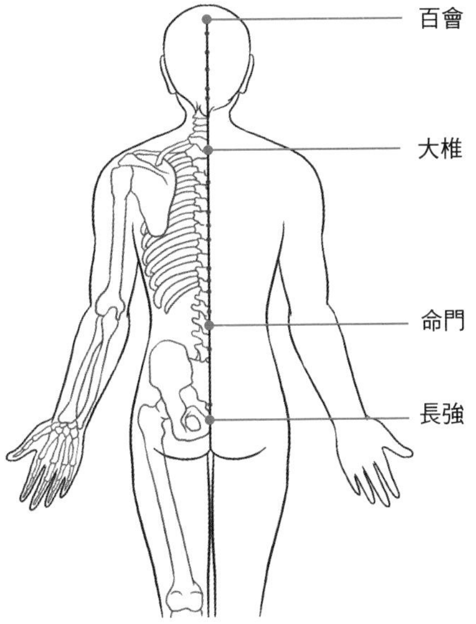

▲督脈

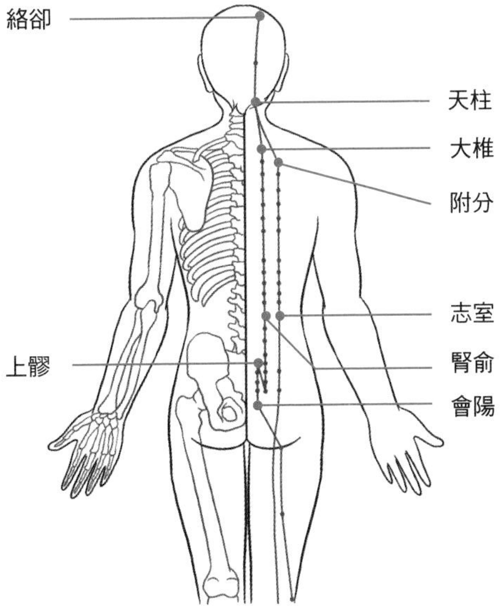

▲膀胱經

刮痧

用一塊牛角製成的刮痧板，或是一個十元硬幣，蘸一點溫水，就可以進行刮痧。刮痧的時候要特別注意，用來刮痧的物品表面要光滑，以免刮痧變成了磨皮；而刮痧的力道也要足夠，必須刮到皮膚呈現紫紅、青紫的顏色，才算是有效的刮痧。感冒時主要是刮膀胱經和大椎穴。

刮膀胱經

從後腦勺髮際線下方頸項開始，順著膀胱經向下刮，一直往下到腰部。

刮大椎穴

大椎穴位於第七頸椎棘突下，是督脈這條陽脈上最具陽氣的穴位。

拔罐、推罐

傳統的拔罐方式，是在容器內引火燃燒後，使容器內外產生壓力差，吸附在穴位的皮膚上，使皮下及淺層肌肉充血，如此能刺激人體皮部、經筋、經絡穴位，達到排除毒素、疏通經絡、行氣活血、調節臟腑等功能。由於過程需引火燃燒，因此要相當的技術經驗才能執行。

現在市面上也有販售拔罐工具，是不需要如此大費周章，也更安全。這種真空負壓罐，使用時只要把罐裡的空氣抽出來，就可以吸附在人體穴位上的表皮，達到刺激穴位、活血的效果。

推罐則是利用一個吸附在皮膚上的罐子，在背部順著經絡走向推動，促進經絡血液運行流暢。

【用運動和按摩防未病】

要預防感冒，就要強健體質，提高身體的免疫系統，而運動是最值得推薦的方式，因為運動能使全身經絡氣血運行順暢，增強免疫細胞的活性。

另一個方法就定期對背部的督脈、膀胱經穴位進行按摩、拔罐，能夠活絡背部隱藏的免疫細胞。

當天氣開始轉涼，或是工作量過大而感到身體虛弱時，可以按摩迎香穴和上迎香穴，活絡身體的陽氣循環。

另外，按摩與督脈連通的後溪穴，則可以補充與激發背部督脈陽氣，它位於第五掌指關節（也就是小指頭與手掌的連接處）。

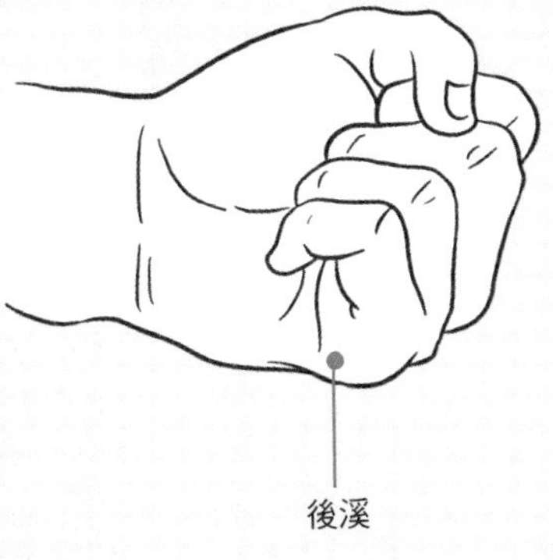

朱醫師小叮嚀

治療感冒，單純用經絡療法就可以有很好的效果，完全可以不用吃西藥和打針。

但是，西藥也有其重要的治療地位與價值。首先西藥使用起來非常方便，對於沒時間進行經絡療法的人，還是應該採用西藥治療；再者，對於一些感冒引起的嚴重症狀，如高燒燒到三十九度，或是頭痛非常嚴重，這時單純使用經絡治療可能會力不從心，遇到這種情況，還是應該配合使用西醫的治療方法。

但對於感冒的預防，經絡療法卻具有西醫無可比擬的優越性，既簡便且無副作用，非常值得推薦。

偏頭痛治不好，原來問題出在頸椎！

有一位患有偏頭痛的女病人來找我看診。她生病一年，從來沒有看過醫生，一頭痛就買點止痛藥應付過去，但止痛藥吃多了，胃病也上身了。

我檢查後發現，原來她的偏頭痛與頸椎有關，對症下藥，治療三次，偏頭痛就消失了。

頸椎造成的頸因性頭痛

偏頭痛較常發於女性身上，且發病率是男性的兩倍。從中醫角度來看，這個病主要與肝膽有關，情緒上無法紓解壓力，導致肝氣不暢、膽經不通，就會往上干擾到頭部，接著便引起頭痛。

西醫對於偏頭痛發病的機制還沒有完全釐清，但確定的是，偏頭痛與血管的收縮和舒張有關，因此也叫作「血管性頭痛」。

在偏頭痛發病的早期，顱內的血管會先收縮，造成腦部供血不足。偏頭痛的前兆症狀，比如眼部的血管供血不足，就會有眼前出現黑影等症狀；後腦部的供血不足，那就會有噁心嘔吐等症狀。

但是這種血管收縮只是短暫的，過不了多久，原先收縮的血管就會不再收縮，但不是恢復到正常水準，而是極度地膨脹、擴張，這就引起了頭痛的發作。而由於此時血管擴張，腦部不會再擔心血流供應不上，所以之前的那些症狀就會全部消失。

一般認為偏頭痛時，血管之所以快速收縮與放鬆交替進行，與腦神經功能的紊亂有相當的關係。也就是說，是由於大腦神經細胞有問題，血管才會跟著有問題。

另外，偏頭痛的發作與5－羥色氨（5-HT）有直接的關係。5－羥色氨是一種大腦神經傳遞物質，在偏頭痛發病初期會大量產生，由於5－羥色氨有收縮血管的作用，所以腦血管就會急劇收縮，而收縮了一段時間，就分泌不出來了。血管之前一直被5－羥色氨控制著強烈收縮，此時沒有人來監管，就會一下子反彈，急劇擴張，而引起劇烈的頭痛。

西醫治偏頭痛有一些特效藥，如易克痛（成分是麥角胺）等，具有和5－羥色氨類似的作用，都能使血管收縮。藥一用下去，就可以使得本來擴張的血管收縮到正常水準，於是頭痛也就消失了。

關於偏頭痛的發病機制還有很多不清楚的地方，甚至有人認為這病與遺傳基因也可能有關係，但這都要等到以後才能真正發現。

近年來，學者還發現很多偏頭痛是由頸椎疾病引起的，也就是「頸因性頭痛」，只要針對頸椎進行治療，偏頭痛就可以不再復發。對於這種現象，某些學者的解釋是頸椎疾病會刺激頸椎附近的神經纖維，這些神經纖維受刺激後產生的神經訊號就會傳入腦內的顱內血管，使得產生劇烈的收縮，產生偏頭痛。

這種解釋還沒有得到廣泛的認可，但它確實是有價值的。**我在臨床上治療了許多偏頭痛的病人，就像在文章一開始提到的那位病人一樣，他們大部分都只表現為偏頭痛，並沒有任何頸椎的不適，但我按照頸椎病的治療方法去處理，卻確實能徹底治癒他們的偏頭痛，而且使之不再復發。**所以我個人是挺推崇這種還不是主流的偏頭痛發病機制的。

【30秒偏頭痛自測法】

當你頭痛的時候，如果有以下其中三種症狀時，很可能就是偏頭痛了。

- 痛起來時有時無，不可捉摸。
- 常常是一邊頭痛，而另一邊不痛，但也會有兩邊一起頭痛的情況。
- 頭痛的感覺，就像是頭部裡有條橡皮筋在彈射，疼痛感為抽慉式一陣一陣。
- 偏頭痛發作前所發生的徵兆，例如眼前出現黑影、閃光，產生耳鳴、噁心嘔吐等，等到開始頭痛，這些症狀就會自然消失。
- 發病以年輕人為主。
- 多有家族史。

具有嗎啡效果的止痛穴位

偏頭痛發作的時候，其實並不難治，也就是止痛而已。有藥的話，吃兩片阿斯匹靈往往就可以使疼痛消失。再不行的話，之前提過了，還有一個特效藥易克痛，基本上是百試百靈。

就算不使用藥物，採用穴位治療也可以迅速止痛。

從經絡的分佈來說，偏頭痛發作的區域內主要有足少陽膽經經過，所以在選穴上自然就應當以該經脈的穴位為主，常用的穴位有太陽、風池（後頸部，鬆際線凹陷處）、率谷（耳尖上方約兩指寬處）。在偏頭痛發作的時候，針灸這幾個穴具有立竿見影的效果。

在偏頭痛發作的時候，針灸是最好的，但需要找專業醫生來操作；如果找不到合適的醫生，也可以自行按摩以上穴位，同樣會有一定的緩解作用，只是效果可能沒有針灸那麼好。

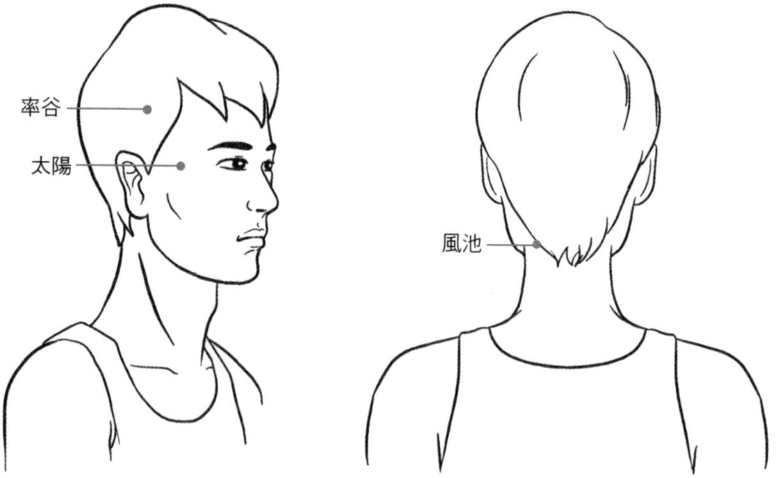

在這些穴位上進行治療為什麼能夠迅速緩解偏頭痛呢？前面提過，西醫治療偏頭痛用的是易克痛，也就是類似5－羥色氨的成分，讓擴張的血管收縮來使頭痛消失。而穴位治療法，就可以使人體自己產生5－羥色氨！針灸以上穴位後，能夠讓腦部分泌出大量的5－羥色氨，這已經經過了無數項實驗研究的反覆驗證。

另外，**藉由穴位的刺激與治療，腦部還可以分泌出腦內啡，也就是類似於嗎啡、大麻、海洛因的成分**。這些東西有止痛的作用，但由於是人體自己產生的，所以腦內啡的數量並不會很多，人體會掌握好程度並適可而止，絕不會真的像吸毒品那樣危害無窮。

所以穴位治療偏頭痛的效果並不會一針下去馬上就使頭痛消失，而是要過十幾分鐘後才能產生作用，因為穴位刺激等於向腦部發出一個產生5－羥色氨、腦內啡的指令，這個指令是可以在一、兩秒內到達，但要生產出這些來，還是需要點時間的。

再介紹一個穴位，就是位於頸部的人仰穴（在喉結旁一寸半，約兩橫指寬處）。

在頭痛的時候，按壓人仰穴可以產生迅速緩解的作用，因為按壓它就等於壓住了頸動脈，使得通過頸動脈向腦部供應的血流量下降。腦血管的血少了，自然不會再繼續擴張下去。

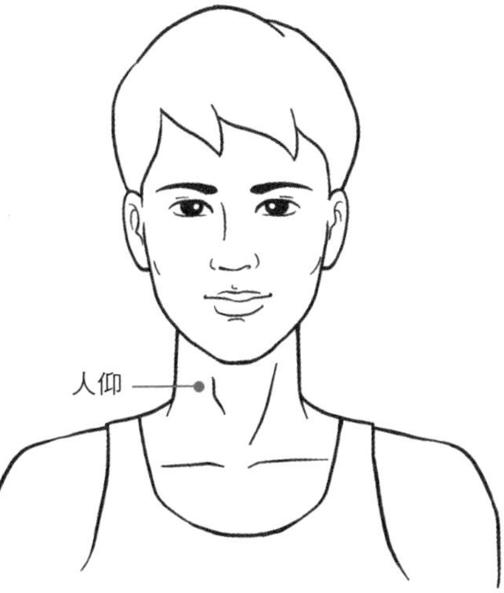

不過按壓這個穴位是有一定危險的，我們在電影上看到和人打架時，如果一掌打到對方的頸部，那人就會突然昏倒。他打的地方，就是人仰穴的附近。

我們可以這樣來記人仰穴——這個穴位如果用重力打，一定會人仰（倒）的。所以在按壓的時候一定要記住不能太用力，而應該輕柔緩慢。

【有效甩開偏頭痛】

要想預防偏頭痛，有下列幾點需要注意。

● **注意情緒穩定**

很多偏頭痛的人，都是在情緒很激動的時候突然發作，這說明情緒絕對是此病的誘因，所以必須要注意控制自己的心情。

● **遠離會誘發頭痛的食物**

偏頭痛的病人是不能吃喝某些食物的，常見的如乳酪起司、巧克力及其製品，含酒精的飲料（尤其是紅酒），含咖啡因的飲料（如茶、咖啡），發酵的食物（如麵包等），以及醃燻肉類（如香腸、火腿等）和加工肉品等含亞硝酸鹽的食品。

這些東西都很好吃，可惜偏頭痛的病人一碰就有可能誘發頭痛的劇烈發作，原因是它們所含的成分有擴張血管的作用，正常人吃下去沒事，但偏頭痛的病人吃下去就會頭痛發作，這也算是偏頭痛病人特有的「過敏反應」了。

●多吃青菜水果和維生素B群

青菜水果含有豐富的維生素B群，而像豆類及其製品、香蕉、桂圓、核桃這些食物，則含有大量的鎂。維生素B群（尤其是維生素B_2）可減少偏頭痛發作的頻率和時間，鎂則能放鬆肌肉和調節血流，兩者都是能預防偏頭痛發作的優質成分。

可疏肝理氣的按摩緩解法

除了以上的諸多方法外，我們還可以採用穴位按摩的方式。因為偏頭痛的發作與腦神經功能的紊亂有相當的關係，而按摩穴位，可以對神經功能進行再調整，使之恢復正常。

前面說過的太陽和風池，這兩個穴位都適合自行按摩。如果經常精神緊張，還可以常按合谷穴（大拇指和食指的虎口間）。從臨床經驗得知，如果病人容易情緒緊張、發脾氣等，偏頭痛復發的

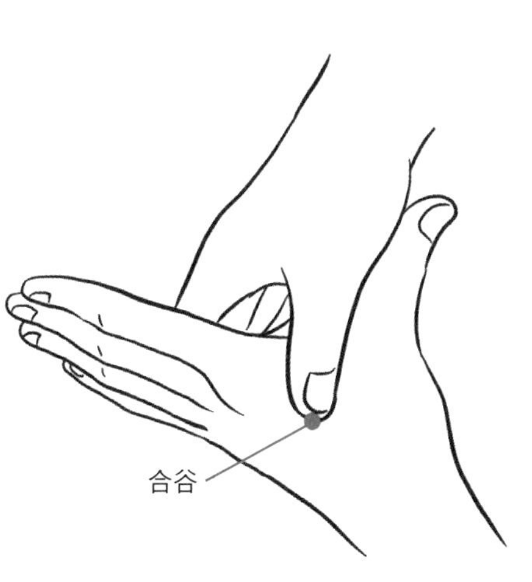

次數就會明顯升高。在中醫看來，這些情緒都是肝氣不舒的表現，按壓合谷就可以產生疏肝理氣的效果，進而達到預防之目的。

如果是女性偏頭痛的發作，與來月經也會有密切的關係。這種「另類經痛」，還要加上位於下腹部的氣海（肚臍下一寸半，約兩指寬度）、關元（肚臍下三寸，約四指寬度）這兩個穴位。這是治療女性月經病的必用穴位。從月經來的前幾天開始，就應該以按摩方式，或者用艾灸條點燃後在這兩個穴位進行灸療。

按摩這些穴位確實有預防偏頭痛發作的效果，但是要注意不能斷斷續續，應該要每天確實按摩，且至少要持續一個月以上才會有明顯效果。如果單純利用吃藥來預防發作，所需的時間會比這個方式更久，最少要連續服藥三到六個月才行，相較之下，按摩穴位的要求是很簡便了。

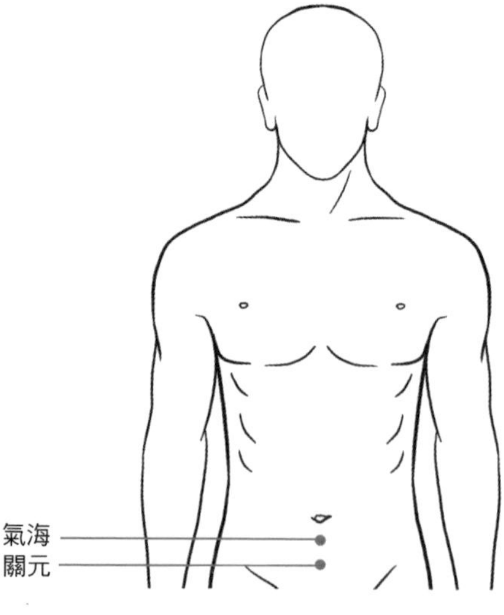

是偏頭痛，還是其他疾病？

但如果你是頭痛一族，也要小心偏頭痛經常會被誤診為以下幾種病症。

感冒引起的頭痛

這是引起頭痛的最常見原因，但感冒引起的頭痛，是頭皮緊繃，和偏頭痛發作的感覺不一樣。

顱內器質性病變

這是指腦部發生的病症，像腦腫瘤、腦膜炎、蜘蛛網膜下腔出血等病症，這些病也可能會有類似偏頭痛的症狀；但如果將它們誤當作偏頭痛來治療，雖短期之內雖然也會有一定的壓制效果，但卻無益於根治顱內器質性病變。

偏頭痛和一般顱內器質性病變，臨床症狀還是有所不同。蜘蛛網膜下腔出血其實是腦出血的一種，通常是因為頭部受到外力猛烈撞擊而引起。腦膜炎是病毒感染所引起的，通常還會伴隨發熱症狀。腦腫瘤所引發的頭痛是很難發現，必須做CT（電腦斷層攝影）、MRI（核磁共振攝影）才能確診。

腦中風

偏頭痛在發作前會有前兆，例如眼前黑影、閃光，耳鳴，噁心嘔吐等，嚴重時甚至還有肢體輕微的麻木無力。**以上這些症狀，腦中風也會有，但是最重要的判別是，這些症狀並不會像偏頭痛一樣，開始頭痛後就消失。**

朱醫師小叮嚀

如果以上方法全都試過了，還是沒有效，那麼就得想到那個非主流的學說，也就是偏頭痛可能是由於頸椎病引起的這個學說。

我看過許多此類的病人，都是在其他醫生處看不好，輾轉到我這裡來的。我給他們選的穴位，主要是頸椎附近的穴位：風池，以及位在上半段頸椎、背部脊椎兩旁的夾脊穴。

為什麼只取風池、上半段的夾脊穴？下半段的頸椎夾脊穴不用嗎？這是因為如果真是由於頸椎病刺激神經引起了偏頭痛，放心，那一定就是上半段頸椎的問題。只有這裡的神經才可能影響到腦部，下半段頸椎是影響不了的。

選定了以上的穴位，我會採取針灸治療，然後再囑咐病人回家後經常按摩以上的穴位。這樣治療的效果真的很好，絕大部分病人，都達到了沒有復發的神奇效果。因為只要控制了頸椎病，也就能預防偏頭痛的發作。

打贏胃潰瘍的保「胃」戰

我遇到過一個胃潰瘍病人。她在來醫院前半年，已經開始感覺到胃不舒服，也想過可能罹患胃潰瘍，但並沒有去就診，也沒有仔細確診過。

然後她根據別人說的一個偏方進行治療：喝白開水！每天喝大量的白開水。據她轉述，這個方法是一位美國神醫的偏方，這位神醫曾經因為支持伊斯蘭革命而被關在伊朗的監獄多年，當時他用單純喝白開水的方法治好了監獄裡一千多位獄友的胃潰瘍，立下了大功，後來法官因為這個原因，免除其死刑，並將他提前釋放。這個故事令她對此法深信不疑，於是就一直實行了半年。

直到某一天，她因為胃潰瘍穿孔被送進我所在的醫院，緊急做了手術，幾天內就花了數萬元，再次造就了一個「花高額醫療費治療」的案例。

「飽痛」的胃潰瘍和「餓痛」的十二指腸潰瘍

倘若吃一塊肉進肚子，它首先會進入胃裡，被胃液浸泡，待消化到一定程度後，再被傳送到腸道進行更深入的消化吸收。

我們的胃腸道也是肉做的，胃液能夠消化外面進來的肉，在某種情況下，也能夠消化自己的肉，也就是對胃腸道進行「消化」，結果就是在胃腸道壁上產生一個小洞，這就叫「消化性潰瘍」。

由於消化性潰瘍主要是發生在胃、十二指腸處，所以通常說消化性潰瘍，指的就是胃潰瘍或者十二指腸潰瘍。這兩種病極為常見，主要的症狀是胃痛。

在電視的醫藥廣告中，胃藥的廣告總是名列前五名。靠治療這兩種病，養活了一大批藥廠、醫院，為國家的GDP作出了很大的貢獻。

得到這類疾病的，主要是工作緊張忙碌的人；真正生活安逸的人，倒還真沒幾個跟這個病症有關。所以我個人認為，這兩種病似乎應該歸為「工作傷害」的範疇，得到的人也應該獲頒「模範勞工」。

在早期，消化性潰瘍的症狀主要是胃痛、胃食道逆流、打嗝，或只是感到胃不舒服，卻又無法具體描述到底是怎樣的不舒服。

根據胃痛與吃飯的關連性，可以大概判斷出到底得的是胃潰瘍還是十二指腸潰瘍。

胃潰瘍引起的胃痛，通常是在吃完飯後一小時內出現，這時候食物還在胃裡，還有吃飽的感覺，所以可以叫作「飽痛」。這種胃痛可以持續一、兩個小時，之後會自行消失，所以對於飽痛，只要你撐得住，能夠等一等，那麼即使不吃任何藥物，也總可以等到不痛的時候來臨。

而**十二指腸潰瘍就不同了，吃完一頓飯後，大概要過三個小時以上才會出現胃痛**，這時候食物基本上已經從胃全部排到小腸裡了，你也差不多有餓的感覺，想吃下一頓飯了，**所以叫作**

「餓痛」。「餓痛」一旦出現，基本上就不會消失，要吃點胃藥或者吃一頓飯才會緩解。

要確診消化性潰瘍，必須要照胃鏡或者吞食顯影劑進行消化道X光的檢查，一旦在檢查中清楚看到胃或者十二指腸上有潰瘍，就可以確診了。

【潰瘍後期會解血便】

年輕人和中年人如果有潰瘍的話，一般都會有胃痛的感覺；但老年人因為對疼痛並沒有那麼敏感，所以可能一直都沒有什麼痛感，這是一定要注意的。因為如果不小心的話，隨著潰瘍不斷擴大，病情不斷加重，在疾病的後期，將會出現更嚴重的症狀，如黑便（血便），或者嘔血。黑便的原因是從胃潰瘍處出來的鮮紅血液，在經過腸道時由紅色轉化成了黑色。而嘔出的血卻沒有這個過程，因此仍然「原汁原味」地保持著紅色。

在腸胃中進行的酸鹼大戰

我們的胃裡，其實長期都在進行著一場戰爭。進攻方是胃液，防守方是胃壁「鹼果凍」。一般來說，胃黏膜可以分泌黏液保護胃壁，胃酸會因反滲作用而破壞胃壁。胃潰瘍指的就是胃黏膜受到胃液刺激，長期下來造成胃黏膜受傷，且深及黏膜下層及肌肉層。

進攻方：胃液

為了消化食物，胃能夠分泌鹽酸，還能夠分泌胃蛋白酶，這兩者混合起來就是胃液。

胃分泌的這兩樣東西中，鹽酸是最重要的，一來胃液的主要成分是鹽酸，二來胃蛋白酶剛從胃裡分泌出來時還沒有消化能力，此時它被稱為「胃蛋白酶原」，要在鹽酸的啟動下才能轉化為胃蛋白酶。所以胃液的主要關鍵就是鹽酸，沒有酸，胃液就沒有消化的本事了。

胃液主要存在於胃中，由於十二指腸緊鄰著胃，所以也會有一部分胃液流進這裡。再往下面的腸道裡由於分泌大量鹼性物質，所以那裡不會有胃液。因此十二指腸以下的部分，是不會出現消化性潰瘍的。

胃液能夠對吃下去的肉塊加以「進攻」，將之消化掉大部分，是因為胃腸道也是肉做的，胃液認不出哪些肉是「自己人」，哪些是「外來客」，所以同樣會對胃腸道進行攻擊，並將之消化。

防守方：胃黏膜

為了抵擋胃液的攻擊，胃黏膜上的細胞會分泌一層黏膜保護劑，把胃壁塗抹起來。這層黏膜，我喜歡稱為「鹼果凍」，因為其成分主要是碳酸氫鹽和醣蛋白。碳酸氫鹽是鹼，能夠中和鹽酸；而醣蛋白就像果凍一樣，鹽酸要穿過它並滲透過去得費許多力氣。

十二指腸壁上也有這樣的黏膜「鹼果凍」，有了它，正常情況下胃液根本無法接觸到胃腸道這塊「肉」，也就根本不可能發生消化性潰瘍。

一般情況下，進攻方和防守方處於完全平衡的狀態：胃液會不斷分泌而出，胃壁「鹼果凍」

也持續分泌，以抵消胃液對消化道的侵蝕。

當胃酸吃掉了胃黏膜

如果由於什麼原因破壞攻守雙方的平衡，結果就會是胃液突破胃壁黏膜這層「鹼果凍」的防守，對胃腸道這塊「大肉」進行消化，潰瘍就這樣出現了。目前認為有以下一些原因會導致這種情況的發生。

幽門螺旋桿菌感染

幽門螺旋桿菌（英文簡寫為HP，以下簡稱幽門桿菌），它能夠促進胃酸的分泌，但同時也會破壞胃黏膜的細胞，攻破胃壁的防禦機轉進而減少碳酸氫鹽和醣蛋白的分泌。

有八十%以上的病人都有螺旋桿菌的感染，而利用抗生素將之消滅後，潰瘍的癒合速度、疾病的復發率，都比不用抗生素要理想許多。

因此，幽門桿菌的發現一度讓醫學界認為，只要搞定了幽門桿菌，就能夠輕鬆搞定消化性潰瘍，但實際情況並非如此。首先，不少罹患消化性潰瘍的病人並沒有幽門桿菌感染；其次，大多數有幽門桿菌感染的人並不會得病；再者，即便把幽門桿菌消滅得乾乾淨淨，還是有不少病人會再次得病。這說明幽門桿菌只是造成消化性潰瘍的原因之一，即便對它的發現獲得了諾貝爾醫學獎。

煙、酒、咖啡等刺激物

之前提到，許多潰瘍患者都是工作緊張繁忙的人，這些人由於龐大的工作生活壓力，長期處於精神緊張狀態，交感神經長期興奮，處於刺激狀態。在刺激狀態下，人體的能量、血液主要用於供給大腦這些重要器官，胃腸道在此時將分不到太多的血液與能量，胃腸道黏膜下的血管就會收縮，以減少對胃腸道血液的供應，胃黏膜細胞供血一減少，也就表示「鹼果凍」的生成減少。

同時，精神緊張的人還會常以抽煙、喝咖啡、喝酒等的方式來提神或緩解心情。煙、咖啡、酒都會損傷胃腸道黏膜，直接收縮胃腸道黏膜下的血管，而使「鹼果凍」的產量減少。

此外，這些人還會經常會頭痛，因此他們會自行服用止痛藥，這類藥物在醫學上稱為非類固醇抗發炎藥物（NSAID），長期服用，同樣會減少胃腸道黏膜的血液供應，使「鹼果凍」的產量減少。

這樣看來，只要「削弱攻擊，加強防守」，潰瘍病自然就可以好轉。

削弱攻擊，不外乎是針對胃酸、幽門桿菌這兩方面。減少胃酸分泌的藥有替丁類（如雷尼替丁）、質子泵阻滯劑（如奧美拉唑），這些藥能有效地使胃酸分泌降低。至於對付幽門桿菌，就是使用抗生素。

加強防守，則要注意用鹼中和胃酸，比如以前就常使用碳酸氫鈉（小蘇打），不過由於副作用大，現在已經很少有人用了。現在常見的是氫氧化鋁做為主要成分的胃藥。另外則是要多加一層屏障，常用的藥有膠態次枸櫞酸鉍（CBS）、硫糖鋁等，這些藥能夠在潰瘍面上形成一層保護膜。

此外，在飲食上，要細嚼慢嚥，定時定量，避免吃刺激性食物，包括生冷、太辣、太甜、太酸的食物，以及茶、咖啡、酒精等刺激性飲料。

老祖宗妙方，治癒胃潰瘍

從中醫學來說，中脘（在胃上方，肚臍上四寸，用三指寬向上折量兩次）、胃俞（背部第十二胸椎棘突下旁開一寸半處，約兩橫指寬）、脾俞（背部第十一胸椎棘突下旁開一寸半處）、足三里（膝蓋下方三寸，約四橫指寬）這些穴位在治療消化性潰瘍方面，也具有相當的作用。

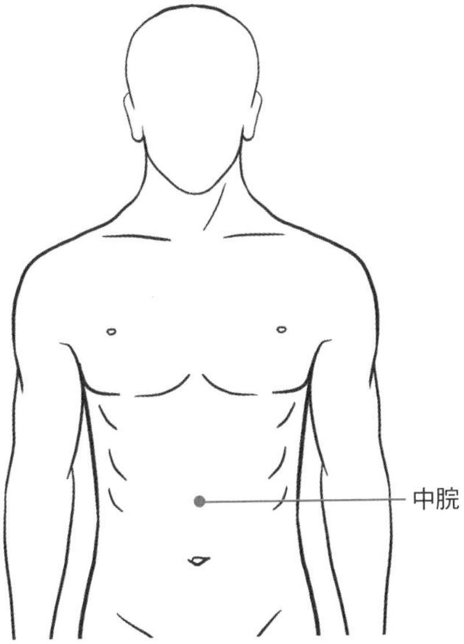

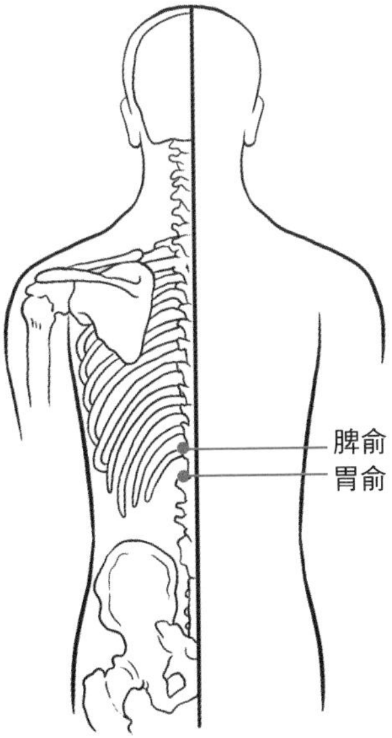

這幾個穴位中，中脘是胃的驀穴（臟腑之氣匯聚於胸腹部的腧穴），胃俞是胃的俞穴（臟腑之氣匯聚於背腰部的腧穴），足三里是胃的下合穴（指胃、大腸、小腸、膀胱、膽、三焦等六腑配合下肢足三陽的經穴）。這些穴位的作用主要在於增強胃的防守能力，刺激這些穴位，能夠擴張胃腸道黏膜下的血管，增強胃腸道的供血。

不過說老實話，要經常按摩這些穴位的話，中脘由於就在肚子上，按起來並不難，可是脾俞、胃俞還有足三里就有些麻煩了。想省事的話，可以剪塊膏藥，比如風濕膏藥（但要注意，是那種不含止痛藥的風濕膏藥），然後將一粒王不留行籽貼在穴位上，這樣的話，這粒王不留行籽就會長期地刺激著穴位，雖然刺激量很小，但是由於一天二十四小時不分晝夜，這樣日積月累微量刺激，還是會有效果的。

如果沒有王不留行籽，也可以用藿香正氣丸、保濟丸之類的小藥丸，這些藥丸唯一的缺點就是碰到汗水會溶化開來。

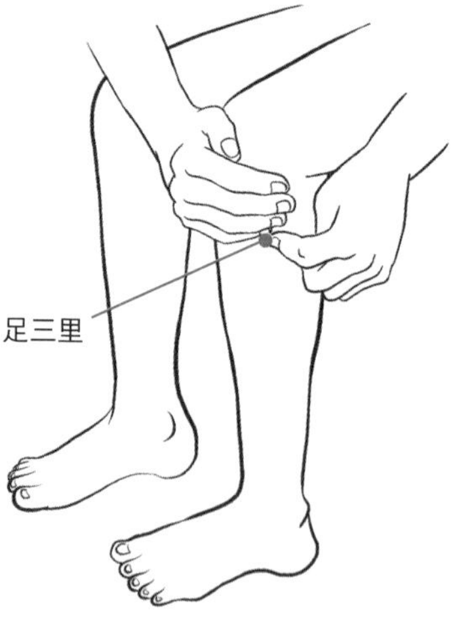

此外，患有消化性潰瘍病的人有不少會同時伴有憂鬱症、焦慮症，因為長期的緊張會造成他們的胃病，也一樣會造成他們的精神疾病。

所以在治療消化性潰瘍時，往往要同時處理精神緊張的問題，這樣才能獲得最佳的效果，否則再怎麼使胃腸道黏膜下血管擴張，病人只要一精神緊張，這些血管就又會收縮回去，使治療的效果事倍功半。

消除精神緊張的最好方式，首先還是要想辦法把心情放鬆下來，畢竟心病還需心藥醫。也可以採用一些治療精神疾病的藥物，穩定心情。另外，也可以經常按摩一下合谷穴，具有疏肝解鬱、舒緩精神緊張的功效。

朱醫師小叮嚀

我看過不少賣胃藥的廣告，它們危言聳聽地說如果胃病不快點治，就很有可能演變為癌症，以此來鼓動病人們快點掏錢買藥。

其實大可不必太擔心，消化性潰瘍的癌變率很低。如果是胃潰瘍，癌變的可能是一％至三％；至於十二指腸潰瘍，那就根本不必擔心癌變的可能。若是經八周治療而完全無效，且大便檢查一直是血陽性，那就要考慮有癌變的可能了。

潰瘍病如果不經處理，而任由其越來越大、越來越深，那最終有一天就可能會突然引起大出血，或者導致穿孔。

大出血的危險性就不用說了，一旦穿孔，胃腸裡的東西全跑到肚子裡，那也是要出人命的。大出血和穿孔，這才是消化性潰瘍最可怕的結局，隨時可以殺人於無形之中。畢竟就算是胃癌，短時間內也是不會致命的。

中西醫整合療法，氣喘不再來

用一句話來形容氣喘，就是「上氣不接下氣」。

氣喘是許多細胞參與反應的呼吸道慢性發炎性疾病。每當發病時，氣管會明顯地收縮變窄，就像是四線道的高速公路突然因維修變成了雙線道，結果導致外界的新鮮空氣無法輕易進來，肺部污濁的空氣不能容易出去。

如果病人有反覆發作性的氣喘、氣急、咳嗽或胸悶，而且常常在感受風寒、聞到刺激性的氣味（如：花香）、吃到刺激性的食物（如：蝦蟹），或者運動後出現。基本上若有上述的情況出現，那這個病人就是氣喘了。

如果經過抗氣喘治療之後，症狀得到緩解，又排除了其他可能引起氣喘的原因，那就可以完全確診。

有些患者的氣喘症狀可能並不明顯，這時候僅憑聽診的檢查標準可能還無法確診，此時可以由醫生進行些更詳細的檢查，如支氣管激發試驗、運動試驗、支氣管擴張試驗、測最大呼氣流量等。

【心肺問題也會產生氣喘現象】

氣喘其實就是體內氧氣不夠，所以要大口大口地努力呼吸以加強給氧，而許多疾病都會造成體內器官急需氧氣，同樣會造成上氣不接下氣的情況。常見的有以下兩種疾病。

●心臟疾病

例如心肌梗塞、急性心衰、急性心律不整等，在這些情況下，心臟向全身各處供應血液的能力會大大下降，心臟本身也供血不足。在體內，氧氣完全靠血液進行傳輸，供血一旦不足，就會到處缺氧，雖然這不是肺臟惹的禍，但這時候它也得幫心臟一把，於是肺臟只好加足馬力，大口吸，大口呼，增加氧氣的流量，幫心臟的忙。

●肺炎

氣喘是氣管收縮變窄，而肺炎則是氣管裡有大量的液體滲出物，兩者可謂一乾一濕，但卻殊途同歸，同樣會導致空氣進出的道路空間不足，造成氣喘不適。

不過得到肺炎很少有不發燒的，再利用抽血檢查、X光檢查等，便可一目了然。

慢性的呼吸道過敏疾病

中醫學認為，氣喘根源在於本虛，先天不足，後天失養，尤其是肺、腎、脾三臟功能失調。人體需要肺、腎功能正常，且相互配合，一呼一吸方能平順。而「脾為生痰之源，肺為貯痰之器」，這說明脾的功能不好，就會生出大量的痰濁，而肺又像個痰罐，脾虛所導致的痰濁最後會堆積到肺裡，痰濁一多，自然呼吸不順。

從西醫來講，這個病最重要的發病機制是「變態反應」，其實學名就叫作「過敏反應」，比如我們有些人吃魚蝦蟹後身上會起又紅又癢的點點，這就是變態反應所致。

而氣喘患者的氣管，則處於一種「風聲鶴唳，草木皆兵」的狀態，也就是「呼吸道過度反應」。氣喘患者在接觸到一些正常人覺得再平常不過的東西時，比如花粉，或是迎面吹來的寒風，呼吸道就會立即如臨大敵，啟動變態反應機制。於是發動許多免疫細胞，諸多免疫物質也被釋放出來，發炎症狀一發不可收，最後就引起氣管的強烈痙攣收縮，疾病便發作了。

為什麼免疫細胞會被調動起來而引發發炎症狀？因為在氣喘病人的氣管看起來，吸進的花粉等無害物質是危險的，像細菌、病毒一般被列為「恐怖分子」的類別，所以要馬上動員免疫細胞將它們消滅。至於氣管要強烈痙攣收縮，則是因為要儘量把氣管關閉，以免更多的物質進來為非作歹。

呼吸道過度反應、變態反應，這些是氣喘的最重要機制，但卻並全是如此。比如在運動後出現氣喘，原因是劇烈運動的時候肺部過度地用力呼吸，氣體交換過於頻繁，導致支氣管收縮痙攣。

而有些女性，常在月經期前三到四天會出現氣喘加重的情況，這與月經前黃體素分泌突然下降有關。

有科學根據的速效治喘天突穴

治療急性氣喘發作時，要儘快把收縮的氣管擴張開來，而最好的方法就是使用支氣管擴張藥物。

不過，如果氣喘發作的時候，正好你身邊沒有帶支氣管擴張藥該怎麼辦呢？你可以採用穴位治療的方法。

在急性氣喘發作的時候，天突穴是一個重要的穴位，此穴屬於任脈，位置是在頸部前正中線上，兩鎖骨中間，胸骨上窩中央。

取穴時，先摸到胸骨，再沿著胸骨一直向上，在胸骨的範圍內，如果用手指向下壓，只能碰到硬邦邦的骨頭，但到了胸骨最上端的盡頭處再往下按壓，就能按到皮膚、肌肉等軟組織，這個地方就是

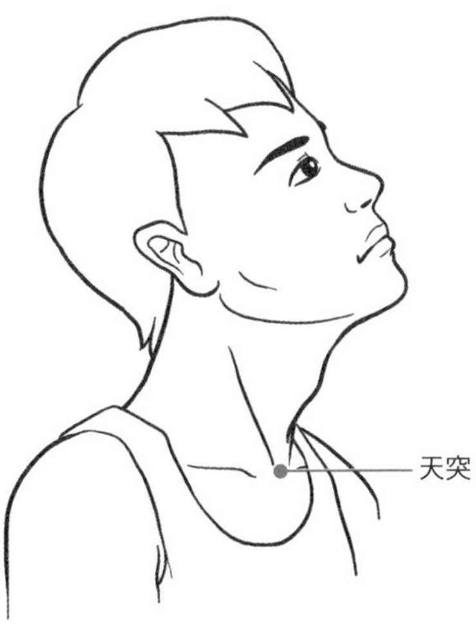

胸骨上窩，也正是天突穴的所在。

急性氣喘發作的時候，應立即按壓天突穴，按壓時不要一直持續用力，而應該用力按壓一會兒，就放鬆一下，然後再重新用力按壓，如此重複。一般來說，在按壓三分鐘左右後，氣喘就可以得到明顯的緩解。

從西醫的角度來看，在這個穴位附近有迷走神經的分支——喉返神經，按壓這個穴位能夠對迷走神經進行刺激。

肺部的支氣管上也分佈著許多自律神經，支氣管的收縮與擴張是靠支氣管平滑肌來完成的，而平滑肌又直接受自律神經的支配。自律神經如果傳來一個「收縮」的信號，平滑肌就會收縮，使氣管變窄。相反地，如果傳來的是「擴張」的指令，平滑肌就會放鬆下來，使氣管變成康莊大道。

按壓天突穴極有可能就是在此處輸入了一個「放鬆」的信號，然後透過複雜的自律神經傳導途徑，最後到達支氣管上的平滑肌，而達到控制哮喘急性發作的效果。

從腰背部治療氣喘

治療氣喘的關鍵在於預防，否則真發作起來，即使有再好的治療方法，病人也得經歷上幾分鐘的痛苦。

西醫對於氣喘的預防已經很成熟，就是長期使用小劑量的荷爾蒙。荷爾蒙可以壓制氣管的變態反應，長期服用的話，氣管就會漸漸沒那麼「變態」，然後恢復正常。

不過，如果你害怕長期服用荷爾蒙的副作用，那還有其他選擇，就是採用中醫的穴位治療。中醫學認為預防氣喘的關鍵在於補虛調臟，取穴上總離不開肺、腎、脾三臟。因為肺主呼吸，但不耐寒熱，容易受外感風寒病邪侵襲；脾主運化，負責消化飲食和運送營養，如果營養失調時則會損傷脾胃，進而運化水濕積聚成痰；腎主納氣，負責攝納肺所吸入的清氣，當腎陽不足時，呼吸功能也會不佳，使水分蒸化失調。

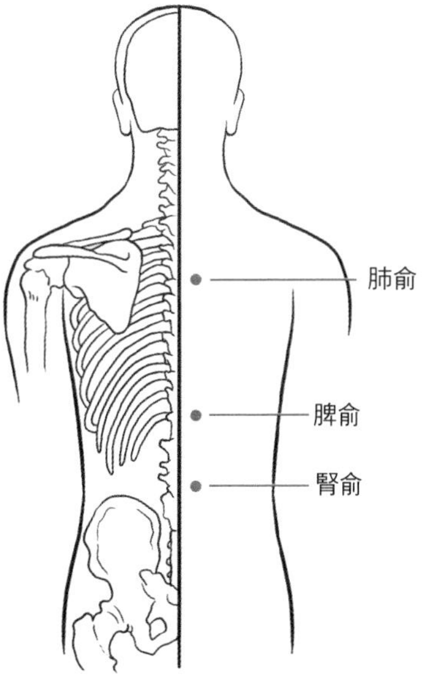

調節這三個臟器的最佳穴位，是肺俞、腎俞與脾俞。這三個穴位命名上都有個「俞」字，都屬於「俞穴」。按古人的說法，就是臟腑之氣輸注於背腰部的穴位。也就是說，這幾個俞穴裡都含有相應臟器的精華之氣，刺激這幾個穴位，自然就能對相應的臟器進行調節。

經常對這幾個穴位進行治療，久而久之，就可以使氣喘的發作次數減少，甚至可以達到基本斷根、不再復發的效果。治療的方式，可以採用按摩，也可以定期進行拔罐、刮痧。**如果是按摩，建議每週進行一次，如果是拔罐、刮痧，建議十天左右進行一次。**

肺俞

此穴位於背部足太陽膀胱經上，在第三胸椎棘突旁開一寸半，約兩橫指寬處。

第三胸椎的位置，是把脖子儘量地向前彎曲，然後伸手去摸頸部的後面，你將發現有一塊骨頭在脖子彎曲的時候會向上突出來，這就是第七頸椎。

從第七頸椎開始，沿著脊柱往下，第一塊突出的骨頭是第一胸椎棘突，第二塊是第二胸椎棘突，第三塊就是第三胸椎的棘突了。

脾俞

此穴位在背部第七胸椎棘突旁開一寸半處。

要找到這個穴位，可以從第一胸椎一直數下來。另外一個方法，是找第七胸椎時，雙手要保持自然下垂的狀態，這時在背部兩側肩胛骨的最下緣會連成一條線，它和脊柱的交點就是第七胸椎的棘突。

腎俞

在腰部第二腰椎棘突下，旁開一寸半處。

要找第二腰椎前，可以先找第四腰椎。將雙手叉腰，會感覺腰部兩側各有一塊硬硬的骨頭，這兩塊骨頭叫作髂骨，髂骨的最上緣叫作髂骨上棘，兩邊各有一個。兩個髂前上棘的連線與脊柱的交點，就是第四腰椎的棘突。從第四腰椎這裡開始，往上數兩個棘突，就是第二腰椎。

【「貼膏藥」式的天灸療法】

有一種治氣喘更有名的方法，叫作「天灸療法」。天灸療法是將一些溫熱性的藥物，如白芥子、細辛等製成藥膏，貼在特定穴位處的外用療法，俗稱「貼藥」。

不過天灸療法要到醫院，由醫生將特製的藥膏貼到病人的背上。如果你覺得這樣比較麻煩，想在家裡自己弄，可以採用其他現成的膏藥替代。例如麝香風濕膏，可以將其剪成小塊，貼在肺俞、脾俞、腎俞這三個穴位上，每十天貼一次，也會有不錯的效果。

朱醫師小叮嚀

中國古代醫學有句諺語，叫作「內不治喘，外不治癬」，其實「內不治喘」指的就是哮喘的另一個特點——難治。哮喘屬於「頑疾」，歷來被視為難治之症，也就是民諺中說的「不治」的含義。它很難徹底治癒，不易斷根，很容易復發。

對哮喘的防治，應以積極鍛鍊身體，特別是以耐寒和呼吸運動為本，以增強體質，提高抗病能力。同時，積極防治呼吸道和肺部的慢性炎症。也可以根據本病的特點，分別採取脫敏療法、注射哮喘疫苗或服用中藥進行有效防治。

吃少動多，就能健康養瘦

最近這幾年，胖子是越來越多了，減肥瘦身也成了頗為時髦的名詞。

肥胖雖然極為人們所熟悉，但許多人對之的認識僅僅停留於「有礙觀瞻」，走在大街上「影響市容」，因此女性對肥胖格外敏感，甚至深惡痛絕，但男性對此則並不會太過在意。

其實肥胖還有更大的危害。肥胖者患高血壓、高血糖、高血脂「三高」疾病的機會要遠遠大於正常體重者。

短期的「三高」其實並沒有什麼關係，但長此以往，就會加劇動脈硬化，繼而可能導致腦中風、冠狀心臟病等。與影響外表相比，這才是最重要的危害。

我們身邊的胖子，絕大部分在醫學上都屬於「單純性肥胖」，因為能量攝取吸收大於消耗，也就是吃得多、動得少，結果體內能量過多，結果只好轉換為脂肪貯存起來，這樣一來，就會導致體重超標。以下所說的，就是這種單純性肥胖。

讓BMI值告訴你該不該甩肉

如果胖得很明顯，診斷就很容易，一眼就可以看出來。但是對於只是有點胖，仔細看起來又不算太胖的人，只靠肉眼看就不能確定了。在臨床上，我甚至經常會見到一些瘦得像根竹竿的女生還總說自己太胖，堅持要醫生幫她減肥。

這表示光靠視覺或者感覺來判斷肥胖與否是靠不住的，所以國際上訂了以下的診斷標準，最簡便而且最常用的體質指數（BMI）。

BMI＝體重（公斤）÷身高（公尺）的平方

比如我的體重是六十五公斤，身高是一百七十公分，那麼BMI的計算方式，就是：

$BMI=65 \div 1.70^2 = 22.5$。

國外的診斷標準，BMI為二十五是正常上限，BMI為二十五至三十是超重，BMI大於或等於三十則為肥胖。這雖然是國際慣例，卻不見得適合台灣國情，台灣BMI正常值範圍為十八．五到二十四，並未與世界衛生組織建議亞洲的十八．五到二十二．九的數值同步，部分減重門診醫師認為，上限二十四太寬鬆，世衛的標準比較合理，更有助代謝症候群的防治。

雖然我本人肚子上也有點肥肉，有點像戴了個小號的救生圈，有時候太太或者同事也會笑我是個胖子，但不管是以國外還是國內的標準為據，我的BMI二十二．五都屬於正常範圍，絕對不算胖。這再次說明，光憑感覺來判斷肥胖是靠不住的。

BMI測定雖然簡單，但也有其侷限性，對於骨骼較粗，或者肌肉非常發達者，像是練體操的運動員、拳擊手等就不適用，這些人如果測BMI一定超標，但事實上他們滿身都是瘦肉，脂肪極少。所以對於這群人，還應該用腰圍這個指標才能判斷他們肥胖與否。

腰圍測起來很簡單，但也很講究，正確的測量方法，是要直立，兩腳分開三十至四十公分，用一根沒有彈性、最小刻度為1毫米（mm）的軟尺，放在右腋中線胯骨上緣與第十二肋下緣連線的中點（通常是腰部的天然最窄部位），沿水平方向環繞腹部一圈，緊貼而不壓迫皮膚進行測量。

而且**測量腰圍時，一定要在呼吸結束時進行，也就是說要吐出一口氣後屏住呼吸再量，這樣的數字才是準確的**。

世界衛生組織規定亞太地區如果男性腰圍大於或等於九十公分，女性腰圍大於或等於八十公分，就算是肥胖了。

吃太多，就是變胖的元凶

單純性肥胖的發病原因很簡單，就是吃得太多。過多能量進入體內，又消耗不完。就像我們每個月的薪水如果太多，又花不完，就會存進銀行。同樣地，在人體裡，用不完的能量就會轉換成脂肪貯存起來，而且是會先在腹部存放起來。這就是為什麼一說到胖子，大家腦海裡馬上就會閃現出「大腹便便」的原因。

脂肪會首先在腹部積聚，是因為能量是在胃腸道吸收的，沒地方使用，就在距離它最近的腸子周圍儲存起來了。另外一個原因，是腹腔裡其實有很大的空間，首先在這裡儲存脂肪，也算不會影響美觀。

我在實習時曾在外科見過一個超級胖子做闌尾炎手術，打開他的肚子後才知道什麼叫作真正的「肥腸」。在他那九曲十八拐的腸子上，像豐收的葡萄般掛滿了脂肪。

近年來人們對於單純性肥胖的發病原因又有了些新的認識，也就是認為肥胖者位在下視丘處飲食中樞的神經細胞過於興奮，所以總會有想吃東西的欲望。這就是為什麼許多胖子明明知道會越吃越肥，卻總管不住自己的口，看到美食就會激動萬分、暴食無度的原因。

減水キ減重，消除脂肪才是王道

根據以上所說的機制，要治療單純性肥其實很簡單，就是：減少能量的攝取，增加能量的消耗。當攝取量小於消耗量時，之前儲存的脂肪就會被動用，減肥就這樣成功了。

但是，減少脂肪的速度也不能太快，因為脂肪分解時會產生大量的酸性物質，一旦分解過快，大量的酸性物質充斥於血液中，就會造成嚴重的酸鹼不平衡、電解質紊亂等，甚至可能危及生命。

我見過好幾個女生，因為急於減肥，於是好幾天都不吃飯，連水都儘量少喝，希望能夠快速瘦身。由於沒有食物補充，身體只好大量動用儲存的脂肪，結果產生的大量酸性物質導致了身體內部酸鹼平衡紊亂，最後她們都因為暈倒被送進了醫院。

如果脂肪不能夠迅速被消耗，那為什麼許多瘦身中心（進行抽脂手術的整型醫院除外）敢信誓旦旦地打出「一個月瘦十公斤，無效退費」這樣的招牌呢？一個月消耗十公斤脂肪？這得釋放多少酸性物質啊！進入血管後這血液跟硫酸一樣濃，難道他們就不怕鬧出人命？

放心，這十公斤的東西大部分是水。人體大部分是由水分所組成，如果像潛水艇那樣儘快把水排走，體重一定就會迅速降下來。所以**只要給你做三溫暖蒸汽浴，吃些通便利尿的藥物，**

再等水分大量地從皮膚、呼吸道、尿道、腸道排走，體重就會迅速下降。只是這樣的瘦身是沒有意義的，因為脂肪根本沒消耗，水分卻會大量失去。這樣的減肥，只能叫作「減水」而已。

所以，如果真想減肥，真想減去脂肪，那就不要心急，要有耐心。國際上一般認為，每個月減去三到五公斤已算是療效顯著。

【酸性體質是萬病之源】

人體中有許多體液，其中血液佔最大的比例。因此在醫學上，以血液的酸鹼性來分析體液的整體酸鹼性，也就是以酸鹼度研判健康與否。

環境、生活不正常及飲食習慣等改變，如果造成血液循環不良、缺氧、二氧化碳代謝不良增加，廢物堆積無法排除、細胞的微環境改變的這種狀態，就是一般所稱的「酸性體質狀態」。而不當的減肥也會讓體質變酸。

當細胞運動不良或毀損時，身體會啟動發炎反應來清除這些壞掉的細胞或形成發炎的戰場，因此酸性體質與發炎體質有密切的關係。

現在有愈來愈多的證據顯示，與生活習慣有關的文明病，包括癌症、心肌梗塞、糖尿病、阿茲海默症、過敏性及自體免疫疾病等，都與慢性發炎有關。

醫生掛保證的自然瘦身法

要是想急速減脂肪，說實話只有去做抽脂手術這一條路。但挨刀子的滋味相當不好受，所以我們還是按照下面的方法來進行自然瘦身吧！

少吃高熱量食物

肉類、啤酒這類的食物，都含有高熱量，吃得越少，熱量攝取就會越少。

胖子基本上都是肉食動物，如果想快點減肥，那就要盡可能把自己變成素食者，多吃青菜少吃肉。植物含的熱量都不算高，多吃點把胃撐滿了，下視丘飲食中樞就會得到胃傳來的信號，不再興奮，人也就沒有再進食的欲望了。另外，植物裡含有大量的纖維素，可以刺激、加速腸子的蠕動，使食物儘快通過腸道排出。在腸道裡停留的時間少了，食物中的能量被吸收的機會自然就會相對減少，能量攝取也就會更降低。

每天運動十五至三十分鐘

每天至少要運動十五分鐘，最好是半個小時以上，而且運動必須要達到出汗的程度，這樣才能有效。我身邊許多朋友也想減肥，於是每個星期都開車去踢足球，雖然踢得滿身大汗，但是畢竟只有每週一次，這麼低頻率的運動對於減肥而言是沒有太大意義的。

刺激穴位

中醫認為，脾胃功能失常是肥胖的關鍵原因。脾胃功能正常，水穀精微（即人體消化吸收的營養物質）的輸布與轉化也會通暢條達；如果脾胃功能異常，水穀精微布化失常，則會導致肥胖的發生。

足三里、三陰交（小腿內側，內腳踝尖上三寸，約四指寬處）、天樞（肚臍旁兩寸，約三指寬處）、豐隆（位於小腿前側中段），這幾個穴位都是脾經、胃經的穴位，經常按摩它們，從中醫學來說就能夠調節脾胃，使水穀精微布化恢復正常，進而達到瘦身的目的。

我們不可能一天沒事幹，總是按摩這幾個穴位，所以醫生們發明了耳穴療法，將王不留行籽或是藿香正氣丸用膠布貼在耳穴上，這樣耳穴就能長期受到刺激，睡夢中都能得到治療。不過藿香正氣丸有個很大的缺點，就是它藥丸沾水就會溶化（畢竟它本來是要吃進肚裡的），所以夏天流汗時或是洗澡時如果沒有把藥丸取下，那很可能你一照鏡子就會發現有一道棕

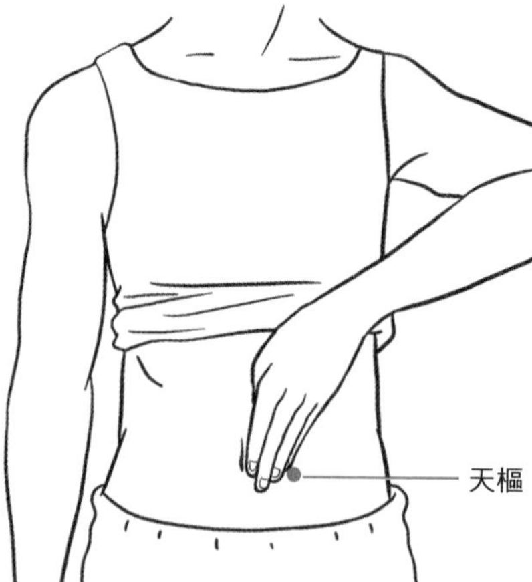

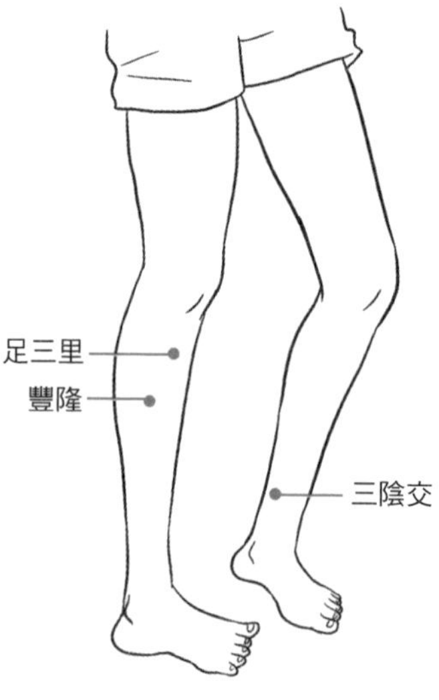

色的溶液正順著耳朵往下流，這一點需要注意。

常用的耳穴有飢點、交感、胃、腸。貼上耳穴後，還要經常按摩，按摩到穴位處有酸酸的感覺即可，如果不能經常按摩，至少應該在三餐前進行。

如果實在懶得這樣做，那麼就去醫院做穴位埋線吧，醫生會在穴位處埋入一根羊腸線，這東西就是做手術時縫合傷口用的縫線，能夠在一到兩個禮拜內完全被人體自行吸收。不過在它被吸收前，它將一直刺激著穴位，持續產生治療的效果，特別適合於想減肥而又「懶」不從心的人。

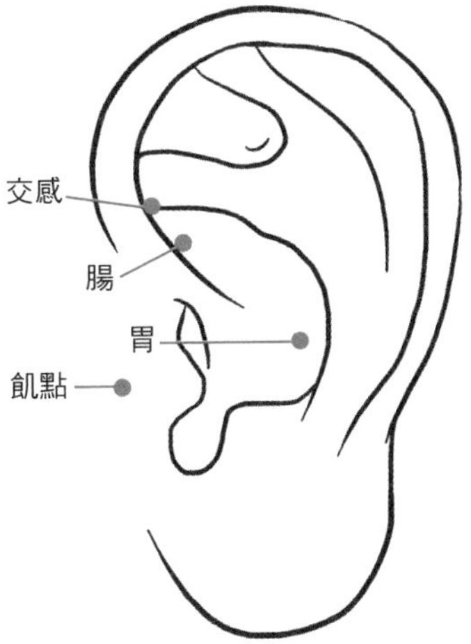

【穴位治療減肥真有效！】

除了少吃多動外，若能搭配中醫的穴位減肥法，將能提升血液循環，加快代謝，促進脂肪燃燒，瘦身效果將更加倍。它具有下列幾項優點。

- **抑制下視丘飲食中樞神經興奮**：這個中樞被抑制了，進食的欲望就會減少，吃得少些，攝入的能量自然就能夠降低。比如耳穴中的「飢點」，就是一個專門針對下視丘飲食中樞的穴位，透過穴位治療能夠直接將其抑制。

● **加強體內代謝速度**：穴位治療後，即使你根本不活動，身體的能量代謝也會明顯加快，能量消耗得快，脂肪就會被盡可能地動用起來。

● **促進腸道蠕動**：我們的腸子一天二十四小時都在蠕動，每次蠕動都會發出聲音，同時把食物往下推動，朝著肛門處進行，直到最後排出。

食物被吃進去後，在胃部只是簡單地消化一下，吸收主要是在腸道。吸收是需要時間的，腸道動得越快，食物在腸道內停留的時間就越短，被吸收的就會越少，能量攝取自然也就越少。

腸道蠕動的快慢可以聽腸鳴音來判斷。我們在肚子特別餓的時候，會聽到肚子裡發出「咕咕咕」的叫聲，這就是腸鳴音，但一般情況下腸鳴音並沒有這麼大聲，需要用聽診器放在肚皮上才能聽到。

我曾經特別做過試驗，在替病人針灸前，先用聽診器聽聽他的腸鳴音一分鐘有多少次；在治療減肥的穴位上針刺後，再聽聽腸鳴音。一般來說，針刺後腸鳴音能增加五十%，也就是說如果之前一分鐘能聽到四次，針刺完後就能聽到六次以上。

吃減肥藥

減肥藥中一種是西藥，其作用就是直接作用於飲食中樞，使其興奮性下降，所以吃了這種藥後就不想吃飯了。

還有一種是中藥，這種藥主要有通便作用，能夠促進腸蠕動，使人體對能量的吸收減少。

我個人是不建議服用這些藥物的，西藥一定會有副作用。我的朋友中就有幾個因**吃西藥減肥而出現頭暈、心慌，停藥後才恢復正常。至於長期吃通便的中藥，最大的問題是在停藥後可能會引起便祕。**

通便藥的原理是刺激腸道，長此以往，腸道就會慢慢適應了被通便藥物刺激，並且對通便藥產生依賴性。因此一旦停藥，腸道反而不適應，蠕動可能會明顯下降。

這就像你在每晚睡覺前會設定鬧鐘，每天早上七點鐘鬧鐘會響，然後就起床上班。時間久了，你就會完全依賴鬧鐘了，一旦哪天鬧鐘突然壞了，那麼你八成會沒辦法準時醒來。我們可以一輩子都使用鬧鐘叫我們起床，但有可能一輩子都吃通便藥嗎？所以那些減肥的藥物，能少吃就少吃，還是應該先用上面說的那些自然療法。

但是，如果你很懶，不願意按上面說的去做，那就只好——吃藥吧！

朱醫師小叮嚀

單純性肥胖要減重並恢復苗條身材其實並不難，如何長期保持苗條才是困難。不過只要弄清楚肥胖的原理，再按照上面的方法做，瘦身其實也就能夠水到渠成。重點是你願不願意去做。

多運動，少暴飲暴食，讓能量的攝取與消耗保持平衡狀態，就一定不會變胖。如果做不到這點，那我希望你至少能夠做到這一點：經常自己按摩一下穴位，比如天樞穴，就在肚子上，按摩起來很方便的。每當你坐久了，或者剛吃完一頓大餐，按摩一會兒天樞穴，或者至少揉一會兒肚子，都會有作用的。

但有一種觀念是很不正確的，經常會有病人這樣問我：「醫生，有沒有什麼方法能夠徹底消除肥胖，又不會復胖呢？」

他的意思我很明白，就是希望我能保證讓他減重後，能夠一勞永逸，從今以後再也不會復胖。但這是不可能的，有這種想法的，要儘快拋棄這種不切實際的期望。因為我們不可能違背能量守恆定律，減肥成功後，如果你又重新大吃大喝，使攝取的能量大於消耗的能量，那多餘的能量必然還是會轉化為脂肪貯存起來的。

對付高血壓，不能以藥養病

我們說到高血壓疾病，主要指的是「原發性高血壓」，意思是病人的血壓變高了，但卻找不到準確的原因，絕大多數病人的血壓高都屬於這種。

原發性高血壓與繼發性高血壓的區別是：後者是指高血壓病因非常明確，比如腎功能衰竭引起的高血壓，或皮質醇（由腎上腺分泌的荷爾蒙，用來調節身體對外來刺激的反應，因此又稱為壓力荷爾蒙）分泌過多引起的高血壓，這兩者只要根據病因治療就可以了。

因為繼發性高血壓病在高血壓病人中占的比例很小，在此就不討論，我們將重點放在原發性高血壓上。

「就高不就低」的高血壓測量法

血壓升高，我們很難會有明顯的感覺，而且它造成的危害也不會立即出現。血壓短期內略高一下並不可怕，怕就怕數十年如一日地長期保持在高水準上。長期的高血壓，會造成動脈硬化，導致動脈血管狹窄，血管壁變得脆弱，就會引發冠心病、腦中風、腦出血這些重大疾病（在之後第八十六頁「動脈硬化」一文有詳細描述）。

正常的血壓上限是一四〇／九十 mmHg，如果測量的血壓收縮壓高於一四〇 mmHg，或者舒張壓高於九十 mmHg，二者中只要有其一，就要懷疑可能有高血壓了。

但在量血壓時也是有學問的，要確診為高血壓病，還得注意以下幾點。

不能只量一次血壓

一次測量的血壓高還不夠，你還要隔天再量一次，如果血壓還是高，那才算是真正的高血壓。

不能一天內量兩次血壓

也就是說，今天早上你量的血壓高，為了儘快明確診斷，你可能下午又會測量一次。這樣不行，要到第二天才能量第二次。

量血壓時要心情平靜

這也是最重要的一點。如果你剛運動過，心臟還在劇烈跳動；或是你剛剛才發過一頓脾氣，怒火尚未消退；又或是你剛抽完煙、喝完咖啡，在上述這些情況下都不要測量。因為這時你的血壓一定會比正常情況高，而這會干擾高血壓疾病。

確定高血壓的診斷標準後，還要瞭解高血壓可以根據血壓的高低分為三個級別：如果是以收縮壓來區分，那就是以每二十進位為等級，即一四〇至一六〇為第一級，一六〇至一八〇為第二級，一八〇以上就是第三級了。

如果是以舒張壓來區分，則是以十進位為等級，即九十至一〇〇為第一級，一〇〇至一一〇為第二級，一一〇以上就是第三級。

如果收縮壓和舒張壓分別確定的高血壓分級不同時，就採取「就高不就低」的原則。例如血壓為一六〇／八十五 mmHg 時，收縮壓依照標準是屬於高血壓病第II級，舒張壓依照標準根本不屬於高血壓，那根據就高不就低的原則，這個病人的診斷就是「第二級高血壓」。

分級越高，就表示高血壓越嚴重，越容易得到動脈硬化，也容易在日後出現冠心病、腦中風等重大疾病。

五大健康殺手，讓血壓狂飆

從中醫的角度來說，高血壓疾病與肝、腎有關。肝屬木，腎屬水，按照五行學說，肝木需要腎水的滋養，如果肝腎功能失調，就會導致肝火旺，肝陽上亢，腎水不足，不能養肝木而使血壓升高。

西醫則認為，高血壓的發病機制還不明確，目前所知道的，是可能與以下幾種原因有關。

吃太多鹽

吃鹽多，就要多喝水，根據這個生活常識就能知道，鹽和水是密切相關的，事實也確實如此。有一分鹽吃進肚子裡，就要有一分水被進入體內，如此一來，吃鹽多的人體內含有的水分就會比吃鹽少的人多。體內水分多，血管裡的血液就多，血管就可能會被撐得鼓鼓的，血壓自然就會高些。如果你還不能明白這個道理，那麼可以找根塑膠水管接上水龍頭，然後把水量從小轉到大，再摸摸水管管壁，就一定能體會到水量多與水量少時塑膠水管所產生的壓力變化。

吃鹽多引起高血壓的理論，是基於羅病人數統計的結果。根據統計發現，**凡是吃鹽多、口味重的地區，高血壓的發病率，都會比吃鹽少、口味清淡的地區來得高**。外國的科學家還曾對居住在森林裡的原始部落做過調查，這些人本來從不吃鹽（因為他們不懂得如何製作），也從來沒有高血壓的病人，但在與外界接觸引進現代社會中的鹽後，這個部落的高血壓發病率從此連年上升，這個事實證明吃鹽引起高血壓確實是有道理的。

精神緊張

之前提到測量血壓時一定要「心平氣和」，這是因為如果我們緊張，血壓自然就會升高，以便讓更多的血液能夠供應到腦部，使腦細胞有更多的營養供應來進行思考。等我們的精神放鬆下來，血壓又會恢復到正常水準，因為這時候腦細胞已經不必再高速運轉，自然也就不再需要那麼多的血液和能量了。

但是如果一個人長期精神緊張，那麼漸漸地他的血壓就可能會保持在一個高的狀態而不再下降，因為血壓一下子高一下子低也挺麻煩的，反正這個人的腦細胞長期都需要大量血液供應，偶爾才會休息一下，既然如此，長期把血壓維持在高的狀態自然就是最方便的辦法了。

肥胖

肥胖的人多半有高血壓，而且還會伴隨有高血糖、高血脂，這是因為體內代謝功能失調所致。肥胖就表示人體的細胞多，相應的血液也會比正常人多，這樣才能確保眾多細胞的物資供應；血液多，自然血管也會鼓些，血壓也會高些。

頸椎病、胸椎病

如果你經常覺得脖子痛、肩背痛，那麼很可能你已經罹患頸椎病、胸椎病，而這兩種疾病也和高血壓有關。因為血管壁上分佈著許多自律神經，而頸椎、胸椎旁邊也有許多自律神經，結果頸椎病、胸椎病就可能會影響到自律神經功能，讓血管壁上的自律神經也興奮起來，並使血管發生收縮，血壓也會因此而升高。

頸椎病影響到自律神經功能，這屬於頸椎病類型中的「交感型」，詳細的說明見第一四八頁「頸椎病」。

打呼

夜間睡覺會打呼的人，血壓也容易比一般人高。這是因為打呼的人的鼻腔、咽部會有一部分比較狹窄，或者有什麼東西突出來，擋住空氣的進入，導致空氣只能從狹窄的一條縫中穿過，這就會造成響亮的鼾音。例如管樂器的發聲原理，就是兩者都是空氣高速地從一個狹窄的空間流過而產生聲音。

晚上睡覺的時候，我們腦部以及全身的各個細胞，仍然需要大量的氧氣，只不過需求量沒有白天那麼大。但是對打呼的人來說，空氣進入困難，也就表示他們吸入的氧氣會明顯減少。

大腦的細胞以及全身的細胞從血液裡得不到足夠的氧氣時，大腦就會命令血管進行收縮，把血壓升上去，也命令心臟，讓心臟跳得更快一些，藉此增加血液的供應，以增加氧氣的供應。時間一久，血壓也就慢慢習慣於維持在一個高水準了。

高血壓其實是「原因不明」的疾病

看完以上的說明，你可能會有個疑問：既然罹患高血壓的原因這麼明確，為什麼還要叫作「原發性高血壓」？為什麼還要說這種病是找不到明確原因的呢？

因為以上幾種原因都不可靠，例如有個病人測量出是高血壓，雖然經過問診後知道他喜歡吃重口味、吃很鹹的食物，但你絕不能就此判斷他的血壓高是吃鹽多引起的，因為吃鹽多的人成千上萬，但其中罹患高血壓的只有一小部分。同樣地，精神緊張、肥胖的人都不勝枚舉，但這其中卻有許多人仍平平安安。

此外，有時會無法判斷高血壓患者到底是由哪種原因引起的。例如病人平常口味很重，工作壓力很大，經常出去應酬，而且也很肥胖，那麼他的高血壓到底是由哪個原因引起的？是三者兼有，還是只是其中的一個？因為根本無法確定，所以只好說是「原因不明」。

高血壓的發病機制，要等日後對基因研究得更清楚才能真正明白，到那時可能就會這樣來看病：先檢測你的基因，喔，原來你的基因是對鹽敏感的，所以你的血壓高就是與吃鹽多有關，診斷為「吃鹽型高血壓」；另外一個人基因是對精神緊張敏感的，那麼這人的血壓高就只和長期緊張有關，吃再多鹽也沒有影響，因此診斷為「緊張型高血壓」。

但要達到這個目標，這條路還非常的漫長。

飲食清淡、心情愉快，你就是自己最好的醫生

雖然無法確定原發性高血壓究竟是什麼原因引起的，但畢竟我們已經知道有幾個原因可能與高血壓密切有關，為了我們的身體健康，自然對這幾個相關的原因都要注意。

由於高血壓可能是由吃鹽多引起的，因此少吃鹽自然就是防治高血壓的重要食療方式；由於精神緊張也可能是引起高血壓的原因，所以保持心情輕鬆、注意勞逸結合自然就是應當養成的生活習慣；由於肥胖者往往伴有高血壓，因此多運動、避免暴飲暴食也就成了順理成章之事。

中醫有句名言：「恬淡虛無，真氣從之，精神內守，病安從來。」意思是說保持心情愉快，無牽無掛，飲食清淡，自然就不容易生病，這話用於防治高血壓疾病是最正確不過的。

由於肥胖可能引起高血壓，所以我們應該注重運動，保持身材，詳細的做法，可以參考本書中第五十六頁的「減肥」。

頸椎病也可能會引起高血壓，所以如果你覺得頸部不適，同時又有高血壓，那麼你也要去治療頸椎，這樣往往也會使血壓自然地恢復正常。

如果你還有打呼的現象，那麼還得改善這種情況。這時，你只能去看耳鼻喉科醫生，由他們進行專業的治療。

每天泡腳按摩十分鐘的「下半身」血壓回復法

除此之外，我還可以教你三個穴位的按摩治療方法，它們是有助於控制與預防高血壓的，這三個穴位就是太溪、太衝、湧泉。

太溪、湧泉都是腎經的穴位，太衝穴則是肝經的原穴，刺激這幾個穴位，就可以調整肝腎功能，使肝腎調和、血壓下降。

中醫有一個治法叫作「上病下取之」，意思是說在人體上部的病變，就要在人體下部取穴治療。高血壓疾病最後導致的主要是心、腦疾病，故為「上病」；而太溪、太衝、湧泉這三個穴位都位於腳上，是謂「下取之」。

不過也正因為這幾個穴位位於腳上，所以要自己按摩並不方便，最好的辦法就是進行泡腳。

每天把腳放進熱水裡泡一會兒，這幾個穴位就都會被刺激到，即使不是為了治療高血壓，每天泡泡腳，也是件非常舒服的事。這個辦法在我們醫院裡不僅是介紹給病人自己回家使用，對於住院病人

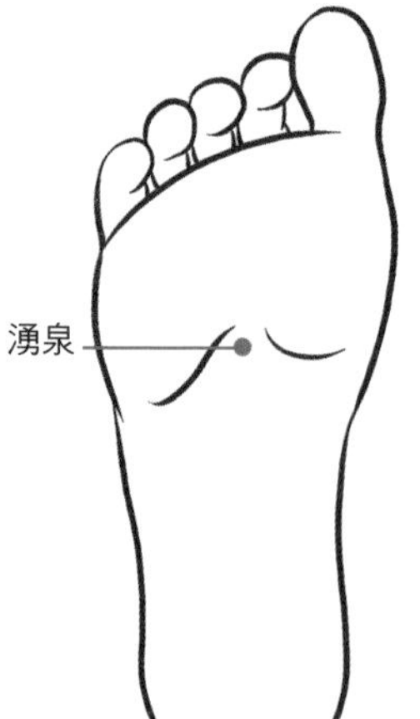

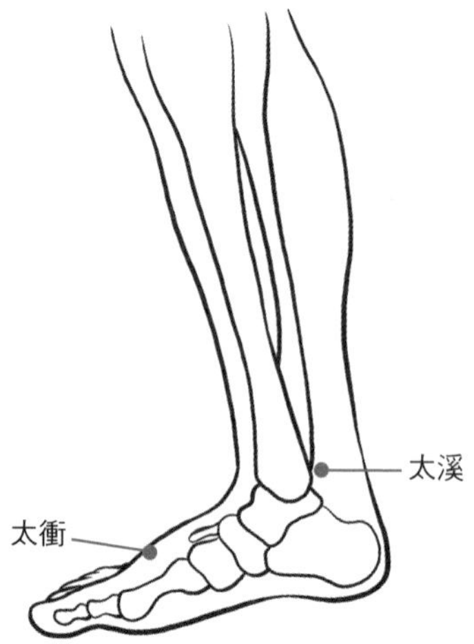

也是一種常規的治療，當然用來泡腳的不僅僅是熱水，裡面還加了些中藥。

另外還有兩個可以自行按摩的穴位：內關、合谷。

內關穴是心經的原穴，而高血壓病屬於心血管疾病，所以內關自然是不二之選。

合谷穴是大腸經的穴位，但是這個穴與太衝穴配起來則稱為「四關」，有疏肝解鬱之效，對於治療精神緊張以及各種精神疾病均有良好的效果。

這兩個穴位對於治療被懷疑是由精神緊張引發的高血壓效果最好。合谷穴有緩解精神緊張的效果，內關穴同樣也有這樣的效果。中醫裡有一句話「心主神明」，意思就是說精神緊張，同樣可以從「心」去調整，所以內關穴同樣有緩解精神緊張的效果。

建議平常工作、生活壓力大的人，經常按壓一下內關、合谷這兩個穴位，這樣既可以疏肝解鬱，又可以預防或者治療高血壓，可謂一舉兩得。

如果可能是由肥胖引起的高血壓，還要注意一下減肥的穴位，詳情請參考第五十六頁的「減肥」。

此外還有一個方法，就是沿著背部膀胱經（見第二十五頁）的穴位走罐，同樣可以達到防治高血壓的效果。

朱醫師小叮嚀

如果以上所說的方法都沒有效，那就必須服用降壓藥物。

另外需要強調的是，治療高血壓是一個長期的過程，如果經過治療血壓恢復到正常水準，那也絕不意味著可以就此高枕無憂。

這是因為正如一開始所說的，短期的血壓高並不可怕，怕就怕長期的血壓偏高。同樣地，經治療後短期的血壓正常沒有什麼意義，關鍵是要數十年如一日地使血壓保持正常。所以病人即使在血壓正常後，也要注意定期測量血壓，千萬不可就此放鬆警戒。

擊退糖尿病，降血糖有天然解方

在糖尿病上浪費金錢的情況不少。比如我治療的一位糖尿病患者，他早就知道自己有糖尿病，本來按照正確的醫療方式，血糖已控制得非常穩定，但近半年看了幾本健康書後，突然改弦易轍，完全停止原來的治療法，改成每天喝一碗加味開胃湯，還同時到處買豬皮來熬煮豬皮湯。這樣一直持續了半年，終於有一天他因為血糖過高，導致了酮酸症中毒昏迷，送到醫院，住進加護病房裡，幾天內就花了數萬元。

看完以下的說明，瞭解糖尿病的發病機制，知道如何按照正確的方式去對待糖尿病，你就可以盡可能地避免多花錢、亂花錢的情況出現。

原來，多數糖尿病都不會出現「三多」症狀！

古人都是隨地大小便的，有好事者發現，某些人撒完尿後，不久就會有螞蟻蜂擁而至，據此可以很容易推斷出這些人的尿裡含有大量糖分，所以這些人也就顧名思義地被稱為「糖尿病人」。

從現代角度來看，糖尿病這個名字已經不太合適了，正確的說法應該是「糖血病」，病人是因為血糖過多，才會從尿中排出。

糖尿病主要分為第一型和第二型兩種，此外還有妊娠糖尿病、特殊型糖尿病。不過第一型是先天性的，小時候就會發現，除了打胰島素外別無他法；妊娠糖尿病是在懷孕期間出現的血糖增高，一般來說等小孩生出來自然就會恢復正常；至於特殊型糖尿病非常少見，就更不必多提。所以在此，我們講的主要就是第二型糖尿病。

手腳發麻、傷口不易癒合是常見症狀

以前的糖尿病患者會有「三多」的典型表現，就是病人吃多、喝多、尿多，但是近年來有這種表現的糖尿病人越來越少，甚至難得見上一個，原因可能是「三多」的症狀是在糖尿病後期、血糖很高的時候才會出現的。以前的人可能因為窮看不起病，又或是因為技術不夠檢查不出來，所以才會拖到後期出現「三多」症狀時才來看病；而現代人有充足的健康知識了，又定期做體檢，真有糖尿病的話在早期就能夠發現並且治療，自然就很難再達到「三多」的程度。

手腳發麻是目前糖尿病常見的一種症狀。許多糖尿病人是在神經科發現自己罹患糖尿病的，病人因為自覺手指、腳趾常常發麻，經過幾個月也沒有好轉，反而慢慢加重，這才前來就醫，一檢查就發現是糖尿病引起的。原因是血糖高會對神經直接產生損害，首當其衝的就是手指、腳趾處的神經。

此外，傷口總是不好了，也是目前糖尿病的常見症狀。本來我們如果擦破了皮，小傷口很快就會癒合；但是糖尿病人就不行，由於血糖過多，患者的傷口處也有大量的糖分，營養豐富，細菌就會茁壯成長，自然難以癒合，所以也有不少糖尿病人是在外科門診發現自己罹患疾病的。

空腹與餐後兩小時測血糖

糖尿病的診斷完全依賴於抽血檢查。一般最常用的是測空腹血糖，倘若測出來的數值超過一二六 mg／dl，那就是高血糖。

但早期的糖尿病人，測空腹血糖可能並沒有問題，應該在餐後兩小時測血糖，這個數值如果高於二〇〇 mg／dl，也可以診斷為糖尿病。

還有一些其他常用的指標，比如醣化血紅素，可以反映出病人過去一段時間內血糖的情況；還有胰島素測定，可直接看看病人胰島素分泌得夠不夠。

不過**診斷糖尿病，最主要還是看空腹血糖以及餐後兩小時血糖這兩個指標。**

胰臟過勞，血糖就亂飆

我們經常說，糖尿病發病要注意七個「一點」：吃得多了一點，虛得多了一點，動得少了一點，睡得晚了一點，身體胖了一點，鬱悶多了一點，基因差了一點。

正常情況下我們的血糖值是在七十至一一〇 mg／dl，而在吃完飯後，血糖會迅速地上升到一五〇 mg／dl，但在一、兩個小時後，血糖又會重新下降，恢復到正常水準。

但是糖尿病人就不行，平時他的血糖就高於正常值，吃完飯後會比正常人升得更高，下降的速度又比正常人更慢，而且再怎麼降，也不會降回正常水準。這其中的區別，關鍵就在於胰島素。

胰島素是由胰臟內的β細胞所分泌的，當糖分藉由血液運送到每個細胞時，需要胰島素才能讓血糖進入細胞。如果沒有胰島素，就算血糖再多，細胞也無法利用糖分做為營養。

在每個細胞的細胞膜上，都有胰島素受體，胰島素必須與這種蛋白質分子結合後，細胞才能夠得到允許，啟動運轉機制，將血中的糖分運進細胞裡面慢慢享用。如果血糖運不進細胞裡面，只好長期積聚在血液中，造成高血糖，寶貴的糖分最後也只好白白地從尿液中排泄出去。

而胰島素阻抗可以理解為：細胞不看胰島素「臉色」了。細胞上的胰島素受體可能會出現故障以致胰島素無法與之順利結合；又或者即便結合了，細胞也不會順利啟動運轉機制，即不會把血糖搬進細胞裡面。

在胰島素的抵抗下，血糖運不進細胞裡，血糖水準只好升高，為了使血糖降下來，胰島細胞只好再分泌更多的胰島素去每個細胞那裡做工作，這樣才能勉強使血糖恢復正常水準。但長此以往，胰島細胞可就累壞了，於是慢慢地，就會有些胰島細胞「過勞死」。所以在第二型糖尿病的中後期，也會像第一型那樣出現胰島細胞死亡，但與第一型的「被自己人殺害」的死因相比，第二型的死因完全是「過度疲勞」。

在中後期，尤其是後期，當大量胰島細胞死亡時，其情況也就和第一型糖尿病一樣，沒有胰島細胞能夠分泌胰島素了，只好靠外界注射，所以臨床上許多第二型糖尿病人，在後期只能每天打針，日日不息。

【第一型糖尿病是自體免疫系統異常所致】

第一、二型的糖尿病發病原理大不相同，第一型的關鍵是在於「自相殘殺」，即免疫細胞對胰島細胞的殘殺；第二型的關鍵則是在於胰島素阻抗。

再進一步說明。第一型糖尿病的發病機理是胰腺根本分泌不出足夠量的胰島素。至於胰腺為什麼分泌不出胰島素，原因很簡單，因為胰島細胞基本都死光了。由於病人的先天基因缺陷，免疫系統一開始就把胰島細胞當成了敵人不斷進行攻擊。

在年紀還小的時候，免疫系統尚未發育完善，胰島細胞還可以苟延殘喘；等到六、七歲，免疫系統已完全成長，胰島細胞就會連最後一點生存的機會都沒有了。所以第一型糖尿病人的治療只有一個辦法：長期從外界補充胰島素。目前還沒有比這更好的方法。

幸好第一型糖尿病的病人相對而言只是少數，絕大部分的糖尿病都屬於第二型，病人一般最早也在三、四十歲之後才會得病。

糖尿病人多胖子

胰島素阻抗的原因目前還沒有研究清楚，科學家們從基因、分子生物學等角度進行了大量的研究，但至今還沒有一個完整的解釋，不過有一個現象倒很有意思，也就是糖尿病往往發生在胖子身上。

我們可以把糖看作是體內的商品，而胰島素就是商家，各個細胞就是消費者了。正常情況下，糖這個商品基本上是供需平衡的，消費者和商家之間合作愉快，胰島素一旦結合到細胞上，細胞馬上就會把血糖運走。而且消費者甚至還要看商家的「臉色」，畢竟只有得到胰島素的允許，細胞才能夠獲得血液中的糖。

但是當供過於求時，商家就要看消費者的臉色，消費者也可以理直氣壯地對商家不客氣。肥胖者的體內就是這樣的情況：肥胖者攝取的能量遠遠超過正常需要，這也意味著在其體內，糖處於供過於求的局面。

這種情況下，每個細胞都可以有自信地認為：現在已經有那麼多能量了，再要那麼多糖也沒有什麼意思。所以大家就一致對胰島素說「不」，胰島素阻抗就發生了。細胞不肯要血液中的糖，於是胰島素就只好增加胰島素的分泌量做為「行銷」方式。這樣一來，由於經常加班，最後就把胰島細胞給累死了。

別急著吃藥！先試試自然療法

這裡要再強調一次，對於第一型糖尿病來說，是無法預防的，這完全是一種基因疾病，目前為止，除了外界注射胰島素，並沒有真正有效的方法，只能夠早發現、早治療而已。在現階段乃至未來相當長的時間裡，如果哪位「神醫」號稱自己能夠藉由服用什麼祖傳秘方等治癒第一型糖尿病，那肯定就是胡說及騙錢。

第二型糖尿病由於經常與肥胖結緣，所以能夠預防肥胖，也就同時可以對糖尿病進行預防。這裡我們就把重點放在第二型糖尿病。

現在很多糖尿病人都是在早期就已經被診斷出來了，那是不是一診斷出糖尿病就要馬上服藥呢？不是的，**正確的方法是先ＤＩＹ治療，無效後再使用藥物**。

常用的ＤＩＹ方法有以下幾種。

低糖低脂的飲食療法

少吃糖這很好理解，低脂則是因為高脂肪可能會對胰島細胞直接產生毒害，所以少吃些脂肪，將有利於控制病情。

另外，脂肪和糖進入人體後都會轉化為能量，第二型糖尿病人本身就有胰島素阻抗，也就是說細胞已經抗拒能量的接收了，既然如此，減少能量的攝取就是理所當然的解決之道，而少吃點糖與少吃些脂肪都可以達到此一目的。

每天至少運動十五分鐘

運動不能三天補魚，兩天曬網，而是應該每天至少要運動十五分鐘。運動的方式可以是五花八門，完全依照個人喜好，但一定要達到出汗的程度，否則效果只會大打折扣。

按壓能減肥的穴位

其實以上的兩個原則，與減肥的方法相似。前面說過，糖尿病往往發生在肥胖者身上，而一旦把肥肉減下來，在體重恢復正常之日，血糖也就會重新達到正常水準，臨床上這樣的例子不勝枚舉。

當然也有不少並不胖的人同樣罹患糖尿病，對於這類病人，只要他的糖尿病還處於初期，採用這些「減肥」的方法，通常也會有不錯的效果。因此，如何ＤＩＹ使用穴位這裡就不再詳述了，可以參考第五十六頁「減肥」的內容即可。

沒有哪個穴位能夠特效控制血糖，穴位治療的最終目的，也是使人體的代謝恢復到正常狀態，代謝一平衡，血糖的供需關係也就會恢復平衡。

雖然ＤＩＹ治療有一定的效果，但千萬要注意，這種方法並不是萬能的。如果糖尿病已經到了中期甚至後期，胰島細胞已經損失了很多，那麼就不能再只指望ＤＩＹ治療了。因為此時胰島素根本就分泌不足，即便體內的糖分處於正常供應水準，每個細胞也不再存在胰島素阻抗現象，但由於根本沒有足夠的胰島素，所以細胞還是得不到糖，血糖還是只好升高。在這種情況下，就必須要依靠降糖藥了，該如何正確使用，需由醫生根據不同情況進行處理。

但要強調一點，雖然在糖尿病的中後期，ＤＩＹ治療效果不佳，但這並不表示著可以對此徹底放棄。**如果完全放棄ＤＩＹ治療而只靠藥物，那麼藥物的用量、副作用一定會比同時配合ＤＩＹ治療更大、更嚴重。**

朱醫師小叮嚀

對於第二型糖尿病來說，越早發現，越早開始處理，效果就越好。一個早期就發現罹患糖尿病的患者，及早進行相應處理，這樣他體內的胰島細胞就不會那麼容易死亡。但如果到中後期才發現患有糖尿病，這時候患者體內許多胰島細胞已經「陣亡」了，剩下的也起不了什麼作用了。

早期發現，治療起來容易很多，效果也好，花費的金錢更少；反之，越晚發現，治療效果越差，花費的金錢也就越多。

所以，養成定期體檢的習慣，檢查一下血糖情況，對健康的意義絕對是無法估算的！

讓血管重返年輕，遠離動脈硬化

動脈粥樣硬化俗稱動脈硬化，這是一種退化性疾病，最主要的特徵是動脈管壁增厚，管腔縮小。就像一根自來水管用久後，裡面的管壁上會長出許多鐵銹，這些多餘的鐵銹就會使自來水管變得狹窄，甚至完全堵塞。

之所以稱之為「粥樣」硬化，是因為如果把硬化的血管切開，將橫斷面放到顯微鏡下看，會看到一堆像皮蛋瘦肉粥般的雜亂影像，「粥」字就是這樣來的。

一根自來水管，連續用上幾年、十幾年，甚至幾十年，一定都會長鐵銹，用得越久，鐵銹就長得越多，管壁也會越狹窄。同樣地，一個人的動脈血管連續用了幾十年，發生硬化狹窄也就天經地義了，大家都逃不了。

冠心病、腦中風，這些人類死亡的重要原因，其根源都在於動脈硬化，血管變窄了，血液不通了，器官就嗚呼哀哉了。

水管生鏽，可以將其完全替換掉，換根新的，但人身上的動脈血管卻沒辦法這樣做。若是在未來的日子裡，能有把全身血管更換一次的技術，那相信我們的壽命就會極其輕易地突破一百歲、一百五十歲，甚至像烏龜一樣萬壽無疆。

每個人都是動脈硬化的候選人

雖然我們都逃不過動脈硬化，但這個病的診斷卻完全要靠動脈彩色超音波這樣的檢查才能確定。在彩色超音波下，能夠很清楚看到某條血管的內徑明顯變細，血流通過十分困難。此外，還可以進行血管攝影的檢查，使其更加清楚。

其實做不做檢查倒也無所謂，因為這種退化性疾病，誰都逃不過，以前生活條件差，五、六十歲以上的人才會有動脈硬化。但現在時代不同了，發病年齡也「與時俱進」，如今三十多歲的人有這病也並不少見了。

當然，同樣是這個病，程度輕重也有不同。程度輕的，血管狹窄不明顯，血流通過基本不受影響，那病人可能就沒什麼症狀。程度重的，血管明顯狹窄，血流會供應不足。如果心臟供血不足的，那就是冠心病，會有胸痛胸悶的感覺；腦供血不足的，輕者還只是頭暈而已，嚴重的則會完全斷流，那就是徹底的腦中風癱瘓了。

血管像水管，「生銹」就會致命

先想想自來水管為什麼會生銹。

當一根鐵製的自來水管出廠時，在管壁上會塗一層防護膜，目的是把鐵與水隔開，這樣水中的氧化成分無法接觸到鐵，也就不會有生銹的情況發生。但是當這條水管用得久了，管壁上的防護膜長期受到水流的衝擊、洗刷，慢慢地這層防護膜就會發生破損、剝落，於是防護膜下的鐵質就會與水分接觸，被水中的氧氣氧化，鐵銹就這樣產生了。所以水管生銹的關鍵就是防護膜的破損，防護膜的品質越好，這根水管生銹的機會也就越小，水管的壽命也就越長。若防護膜永不破損，那麼這根水管也會永不生銹。

動脈硬化是同樣的道理，血管壁的第一層叫作「內皮細胞」，就像水管上的防護膜，如果內皮細胞從不破損，那麼動脈硬化就絕不會發生。

但實際上這是不可能的，因為血管裡每分每秒都有血液在高速流動，生命不息，血流也就不止。無時無刻不被血流高速沖洗、沖刷，血管內皮細胞一定逃不過破損的那一天。

不過我們的血管品質很好，足夠安全地用上五、六十年，所以在以前，動脈硬化都是老人專屬的疾病。但現在就不同了，很多因素都會嚴重加劇內皮細胞的損傷，使動脈硬化的發生提前許多年。

動脈硬化是因為膽固醇在動脈內皮下沉積，增加的膽固醇與纖維、鈣質等逐漸形成了粥狀硬化斑塊，使得血管變硬、變厚，血管腔也明顯變狹窄，血流通過就有障礙，也就可能導致血流的供應不足。等動脈硬化斑塊長得非常大，把整個血管都堵住了，就會造成血液完全斷流。

更多的是下面這種情況：由於血管斑塊擋住了血流的通道，它也會不斷受到血流衝擊。很有可能有一天，這個斑塊上將有一塊東西被高速的血流沖得脫落下來，掉進血液裡，隨波逐流去。如果這塊東西流到一條很細的血管裡，當然就過不去了，整條血管就也會給徹底堵死，血液就會完全斷流。

除了使血流供應不足甚至完全斷流外，動脈硬化還可能造成血管出血。原因是在內皮細胞破損後，破損處將會變得比其他地方更加薄弱，這樣當血壓突然升高時，這個地方就可能會突然破裂，導致血液洶湧而出。

生活常識告訴我們，老年人千萬不要輕易激動，比如打麻將一直在輸，突然自摸了一把，欣喜若狂之際，往往就會手握麻將牌猝然倒下。這基本上就是腦動脈硬化惹的禍，人一激動，血壓就會猛然增高，動脈硬化的那個地方受不了這個突然增加的壓力，砰地破裂，就會腦出血了。

為什麼才三十歲，就得六十歲的老年病？

雖說動脈硬化是「零件老化」造成的，是老年人容易得的病，但為什麼現在三十多歲，甚至二十多歲的年輕人，也會得呢？其實道理很簡單，原因不外乎以下幾種。

高血壓

血壓越高，對於血管壁的衝擊力就越大，內皮細胞破損的機率自然就越高。

例如，我們常聽到動脈硬化，但卻沒聽過靜脈硬化，原因就是動脈的血壓要遠高於靜脈裡的血壓，所以靜脈要發生硬化，機率會遠遠小於動脈。即使發生，時間也要長得多。一般來說，在靜脈硬化之前，我們早已經因為嚴重的動脈硬化而駕鶴升天了。

高血糖、高血脂

這些都是現代社會的富貴病，血液中如果糖過多、脂肪過多，都會直接對內皮細胞產生毒害，而使之破損。

高血脂除了使內皮細胞破損之外，還有一個主要的副作用，在下面有詳細的說明。

抽煙喝酒

抽煙對肺臟有害，可能導致肺癌，這一點是眾所周知的，但煙草的成分從肺被吸收入血液後，將對血管壁內皮細胞也產生毒害作用，相信這一點很多人就不知道了。

喝酒對肝不好，這個道理很多人都知道；但大量喝酒會加快動脈硬化，相信許多人卻沒有這樣的認知。

還有一些其他的毒害因素就不說了，光是上面這幾個就足以使我們的血管內皮細胞「飽經滄桑」，退化破損得特別迅速了。正是由於高血壓、高血糖、高血脂以及抽煙、喝酒等近年來發展得日益嚴重，才使得三十多歲的年輕人也可能罹患以往六、七十歲的老年人才會得的動脈硬化。

沒有特效藥，只有預防重於治療

動脈硬化是個退化性疾病，我們絕不能期待有什麼靈丹妙藥能夠徹底根治或者徹底預防，就像我們不能期待一根自來水管能有千年老龜般的使用壽命一樣。但是透過採取一些措施，延緩動脈硬化的降臨，或者避免已經硬化的血管進一步急速狹窄下去，讓它能夠安全使用更長的時間，這是完全可行的。

具體的方法也很簡單，只要針對加速動脈硬化的幾個常見因素，各個擊破就是最好的方式。

定期體檢

高血壓、高血糖、高血脂這些疾病都是嚴重加劇動脈硬化的關鍵因素，但如果不去體檢，你就很難發現它們的存在，所以三十五歲以上的人，都應該有進行體檢的認知。

只要有這個認知，就能在早期發現這幾種「高」，控制起來也就很容易了。

戒煙、少喝酒

香煙對內皮細胞的損害毋庸置疑，所以最好能完全戒除。至於酒，雖然大量飲酒一定對內皮細胞不利，但少量飲酒卻被認為有「通血管」的好處。至於何為「少量」，倒也沒有一個很明確的標準，但一般來說每天一、兩杯是沒有問題的。不過得注意，這個「杯」指的是小小的白酒杯，絕對不是紅酒杯或啤酒杯。

少吃肉，多吃蔬果

吃肉越多，往往血脂就會越高，因為肉類含有的動物性脂肪是血脂的主要來源，所以減少肉類的食用，自然就會使血脂降低。可是肉類如此甘香滑美，任何人都無法抗拒，我不相信真有多少人能夠完全不吃肉。但儘量避免吃含高脂肪的肉類，多選擇低脂肪的肉食卻是不難做到的。俗語說「無肉令人瘦」，又說「大魚大肉」，這其中所指的雞、魚、瘦肉都是日常主食，同時也是低脂肪食物。至於高脂肪食物，常見的有肥豬肉、動物內臟（像豬肝、雞肝等），以及蛋黃、蟹黃、奶油、魷魚、墨魚、骨髓等，這裡除了蛋黃外，其他的如果平時僅是偶一食之，倒也大可放心。

瓜果蔬菜裡含有的維生素B、維生素C、維生素E等，都對於預防動脈硬化有所裨益，所以真正的和尚尼姑，倘若能夠真正地天天吃齋、樸衣素食，往往都能長命高壽、頤養天年。

瓜果蔬菜的種類繁多，這其中尤其值得一提的當屬**茶葉**，除了喝完後可能晚上睡不著覺外，並沒什麼其他壞處，**它對於降血脂、預防動脈硬化更是相當有益**。

保持運動習慣

凡是肥胖的人，一般都很容易有高血壓、高血脂、高血糖，而如果肥胖消除，這幾個病也往往會隨之消逝。經常運動，保持苗條的體型，使自己遠離肥胖，這其中的好處不必多說。就算是不胖的人，保持運動的習慣，也會受益良多。

在芬蘭有人做過這樣的研究：找了八百五十四名男性，他們在四十到六十歲之間，不胖也不瘦，體型適中，而且他們都做過動脈彩色超音波，顯示大家動脈硬化的程度是相似的。專家們對這些人進行了為期四年的追蹤調查，再為他們重新做動脈彩色超音波後發現，那些經常運動的，其動脈硬化發展的程度要遠遠輕於那些沒有運動習慣的人。

這個研究充分證明了運動在動脈硬化中產生的作用，**跑得越快，你動脈硬化的發展速度就**

越慢，兩者是成反比的！

保持心情平靜

長期緊張的情緒會引起高血壓疾病的發生，所以保持心態平和，絕對有利於動脈硬化的預防。《黃帝內經》所說的「恬淡虛無，真氣從之，精神內守，病安從來。」這段話，雖然出自數千年前，但直至今天看來仍是頗有意義的養生智慧。

按摩能預防動脈硬化

有沒有什麼穴位能夠其效如神，根治動脈硬化呢？答案是沒有，真的沒有。

但如果你不嫌麻煩，能夠持續進行穴位治療，那倒還是可以對預防動脈硬化有一定程度的幫助，而延緩發生的時間。至於怎麼做，由於動脈硬化最主要引起的是冠心病、腦中風，我將在以下兩個章節裡詳細描述，此處就不再贅述。

藥物

對於五十歲以上的老人，如果已經檢查出動脈硬化比較嚴重，那就應該持續服用一些活血化淤的藥物，常用的西藥有阿斯匹靈，常用的中成藥則是丹參滴丸。這些藥物能夠改善血液循環、擴張血管，對於動脈硬化的發展，產生延緩與控制的作用。

朱醫師小叮嚀

我所推崇的人生法則，是「三十五歲定律」。

從醫學上來說，每個人都應該不喝酒、不抽煙、不吃肉，只吃素，清心寡欲，恬淡虛無，就像和尚尼姑一樣，這樣動脈硬化就一定只會在六、七十歲以後才開始出現，長命百歲也就輕而易舉了。

但是從現實生活來看，這樣做是不可能的，而且這樣的人生，似乎也活得太沒意思了。即便真讓你活到了一百歲，可回首往昔，你發現自己沒喝過好酒，沒抽過好煙，沒吃過山珍海味，沒發過脾氣，就這樣無聊地過了一百年，到時候你一定會後悔一輩子了。

所以我個人認為，在三十五歲以前，應該該吃就吃，該喝就喝，該抽就抽，讓你的人生豐富多彩一些。

但到了三十五歲以後，你的事業也有了，沒必要非得為了陪客戶而喝酒抽煙，該吃該嘗鮮的，大概也都試過了，應該也沒什麼遺憾了，這時候你就得意識到，該為自己的血管考慮一下下半輩子的事了。

這就是我的三十五歲定律。

以上的說法僅供參考而已，你要是覺得自己的身體夠強壯，動脈夠堅強，或是覺得人生還不夠精彩，還得再瘋狂幾年，那麼請自己看著辦。

人生的道路是由自己掌握的，你身上動脈的命運，也是由你自己控制的。

可怕的腦中風，救治必須分秒必爭

近幾年，我每年都會碰到一、兩位這樣的病人，他們是在中風發病後，隔了兩、三天才被送來醫院，而他們不肯早點來醫院都是驚人的相同原因：他們看的某本書裡，教他們如果碰到中風的時候，不要慌張，只要在家裡自行刺激幾個穴位，就可以立竿見影，把這種病治好。於是當他們自己碰到這個情況時，非常嚴格地按照書上所說，讓家人照做。但結果卻是：他們的病情一天比一天重，直到最後，才不得不前來醫院。

我能理解，能夠自己搞定的事，何必要花錢去醫院呢？不過很可惜，他們全都延誤了最佳治療時機，反而花的錢更多，治療效果也更差。

一分鐘檢測你的腦中風指數

腦中風是供應腦神經細胞的血管發生堵塞而導致腦神經細胞死亡的疾病，俗稱「腦中風」、「缺血腦中風」，這種病極為常見。相較之下，腦出血雖然也屬於「腦中風」的範疇，但是論及發病率，卻只能望腦中風之項背。

腦中風的發病率還在連年上升，就拿我所在的醫院來說，二〇〇二年的時候只有一個神經科、一個針灸科是收治腦中風病人的，總共設置的床位不過九十張；而到了今天，醫院已經有六個科室、總共近六百張床位是用來收治腦中風病人的，你可以想像到這類病人的增加速度！

是否罹患有腦中風，可以用下面的方式判斷。

有糖尿病、高血壓病等基本病史

不過這一點不是太靠得住，因為根據臨床經驗來說，許多病人被送過來的時候，對自己的既往病情一無所知，因為他們之前從來就沒有去醫院做過任何檢查。

突然出現神經功能缺損的症狀

比如手腳發麻無力，容易跌倒，精神狀態突然變得很差，很想睡覺，智商突然明顯下降，大小便突然失禁，突然吃飯喝水會嗆到，突然說話不清楚等。其他較常見的表現，還有突然眼前發黑，或者突然覺得一隻眼睛看不到了等。

以上這些症狀一般都是在沒有任何預兆的情況下發生的，讓人根本沒辦法預測。不過也有些病人在發病前已經有一些危險的信號，但可惜並沒有重視。比如短暫地出現手腳無力等神經功能缺損的症狀，但在休息後又自行消失，病人往往會把這種情況解釋為沒有休息好、太累了等，而完全沒有重視。

發病後進行電腦斷層掃瞄或核磁共振攝影、磁振血管攝影等檢查

做這幾項檢查，可以發現腦部有梗塞壞死的病變組織。

一般來說，如果具備了前述第一與第二點的條件，腦中風的診斷基本上就沒有太大問題了，但最終的確診必須要依靠電腦斷層掃描等影像學檢查。

六種疑似腦中風的常見疾病

與腦中風相似的疾病太多了，常見的病症有下列幾種。

腦出血

腦出血和腦中風引起的症狀可以說一模一樣，要鑒別起來只能靠電腦斷層掃瞄檢查，如果看不到出血，那就可以完全排除腦出血的可能，除此之外，沒有其他的方法。

暫時性腦缺血

英文縮寫為ＴＩＡ，意思是說腦血管阻塞了一會兒，但是過了一會兒又自己打通了，於是血流又重新恢復。暫時性腦缺血與腦中風相比，最關鍵的區別就在於，病人只要能在床上休息一會兒就能夠自行恢復，但腦中風卻是不論如何休息都不可能自己好轉的。

脊髓型頸椎病

椎間盤突出會壓迫到脊髓，也會造成手腳麻木無力，不過如果是頸椎病引起的，通常並不會突然出現，而是會緩慢地發展，比如一年前就開始覺得手腳麻木，一年後才覺得症狀加重而不得不來醫院就診。

急性感染性多發性神經炎（格林—巴利症候群）

這個病可以理解為「神經感冒了」，主要也是由病毒感染引起的，病人也會在很短的時間內出現手腳無力的症狀。它與腦中風的重要區別在於：一、患格林—巴利症候群的病人之前一定有過感染病史；二、**腦中風引起的手腳無力，基本上都是在單邊，即不是在左邊，不然就是在右邊**，而格林—巴利所引起的手腳無力卻一定是兩邊一起出現。不過要想最終確診，抽取腦脊液化驗才是唯一的途徑。

低血鉀

低血鉀也會使病人感到手腳無力，不過有這病的人通常之前會拉過肚子，或是長時間吃得少喝得少，又或者長期吃些利尿排鉀的藥物。如果沒有以上的情況，一般也不作考慮。但是真正要鑒別起來，還需靠抽血化驗血鉀才行。

低血糖

低血糖當然就會全身無力，常見的原因就是沒吃飽。不過對糖尿病人來說，也經常會有因吃多了降血糖藥而導致低血糖的狀況出現，究竟是不是低血糖，抽個血化驗一下就清楚了。

動脈硬化是引爆主因

正如高血壓與腎臟病是難兄難弟一樣，腦中風的發生與動脈硬化也是如此，它們之間有著極其密切的關係。

動脈硬化會使血管變得越來越窄，讓血流越來越難以通過血管到達腦部，直到有一天發生徹底梗塞，完全斷流。完全斷流可能是在狹窄的地方發生堵塞。比如清晨時人正熟睡，此時血流原本就非常緩慢，等流到了動脈硬化嚴重的血管處，由於血管狹窄，血流更加像蝸牛一樣緩慢前行，結果，血液中的血小板就乾脆在局部凝結起來，形成一個血塊，這個血塊就會把狹窄的血管完完全全堵塞起來。

不過更常見的情況是動脈硬化斑塊上掉了一塊下來，這塊東西在醫學上叫作「血栓」。血栓會隨著血流走，最後流進了一根小血管裡，但這根小血管的直徑比不上這塊斑塊，結果斑塊就堵在血管裡，造成後面的血流大塞車，完全不能前行。

不管是血塊還是血栓，一旦堵住血管，就會受到後面血流的強力衝擊，如果這個血塊或者血栓不夠結實，那麼衝擊幾下它們就會碎裂，變成更小的血塊或血栓，堵塞也就解除了，血流恢復正常，這就是上面所說的暫時性腦缺血了。

但如果形成的血塊或血栓夠強硬，那麼任憑後面的血流如何衝擊都完全不動，那就是真正的腦中風了。

血管一旦梗塞，就會造成一個缺血半暗帶區域的產生。缺血半暗帶中心區域裡的神經細胞平時完全是靠阻塞血管來供血的，此時沒有其他的後備供應來源，在缺氧斷血的情況之下，這一區域的神經細胞幾分鐘內就會必死無疑。

而在缺血半暗帶的周圍區域，那裡的神經細胞的情況則要好得多。平時它們雖然也從阻塞血管那裡得到血液供應，但並不是只有這一個來源，它們也會從其他血管中抽取血液供應。所以在這個時候，雖然它們也受阻塞血管的影響，血流供給量減少，但是暫時還可以苟延殘喘。

在腦中風發生後，缺血半暗帶中心區域的細胞是註定要被放棄的，由於它們在幾分鐘內就要死亡，根本就沒可能及時救援。但是缺血半暗帶周圍區域的細胞還大有機會，靠著低於平常供給量的血流供應，它們還可以維持上幾個小時；但是如果救援遲遲不來，阻塞血管遲遲不能打開，那在大約六個小時後，它們也一樣會死得非常難看。

定生死的急救關鍵六小時

腦中風一旦出現，病人應該儘快趕往醫院，而不要嘗試自救，否則很可能會延誤時機。因為**腦中風發病後的六小時非常關鍵**。

如果能夠及時趕往醫院，還是有可能採取最積極的溶栓療法，把局部的血塊或者栓子完全溶解，使梗塞住的血管重新開放，令缺血半暗帶的細胞恢復生機。但是如果錯過了關鍵的六小時，缺血半暗帶裡的細胞就會因支撐不住而「屍橫遍野」，這時候就算再把血管打通，也沒有意義了。所以一定要記住：時間就是生命，時間就是缺血半暗帶細胞的生命。

有些書舉了這樣的案例：某個病人腦中風後，採用按摩某個穴位等經絡療法，病人的症狀很快得以消失。如果想以這樣的事例來證明經絡的神奇，那麼用它來對付一般人倒還可以，內行人看了卻只會笑掉大牙，因為這個病人很可能並不是真正的腦中風，而是暫時性腦缺血。也就是說病人即使不採用任何治療，躺在床上休息一會兒也能夠使症狀自然緩解。真要是腦血管堵塞住了，指望有某個「溶栓穴」或「暢通穴」使血管重新打開，使血栓化於無形，那是沒有科學依據的，只能是對經絡療法的神化。

「如果血管打通了，恢復供血了，病人是不是就可以完全好了？」這是臨床上病人及家屬經常問的問題。答案是否定的。因為不管治療多麼及時，腦中風後一定會有部分腦神經細胞死亡，缺血中心區的腦細胞就不用說了，必死無疑；而缺血半暗帶區的神經細胞，即便是在六小時內接受了溶栓治療，恢復了供血，也一樣會有一些生命力差的細胞，在血液恢復供應之前已經死去。

即便血管重新暢通，如果負責手腳活動的細胞死去了，那麼手腳還是動不了；即便血液恢復了供應，如果負責神經信號傳遞的細胞死去了，那麼神經傳導的線路仍然處於中斷狀態。

也不要指望死去的細胞能夠再生，或者會有新的細胞重新生長，尤其是後者，往往有些廣告宣傳某某藥物有這樣的功能，但實際上除了花掉病人大把大把的錢外，這些藥並沒有多大的作用。

激發腦細胞潛力，發揮代償作用

有些腦中風的病人，一開始手腳不能動，經過治療慢慢能動，最後恢復得像個正常人一樣，這裡面的奧妙就在於「神經功能代償」這個機制。

什麼叫「神經功能代償」呢？這個名詞中最關鍵的是「代償」。比如有一個公司，原本人員配置得非常齊全，不過因為經濟危機只好開始裁員。老闆先把幾個清潔工、業務人員、小職員給裁掉，而被裁掉的這些人是不能再補充的，就跟腦中風中死去的神經細胞不能再進行補充一樣。

但裁員後工作還是要做的，這時只好由剩下的人來身兼數職：原來的會計每天早點來公司掃地，內勤人員只好每個禮拜有幾天外出去跑業務，這就叫作「代償」。雖然這些員工原來並不是做這些工作的，但是在公司的要求下，他們的潛力被激發出來，完成了公司交付的使命。所以「代償」又可以理解為「激發潛力」。

要讓剩餘的、沒死的腦神經細胞的潛力充分激發出來，儘快地發揮代償作用，可以利用下列三種方式。

促進血液循環，充分供給營養

這就像如果要讓員工身兼數職，就要幫他們加薪或多給點福利，這樣員工們才會高高興興地把代償的那一份工作做好。

所以腦中風的病人通常都會使用一些活血化瘀的藥、供給神經營養的藥，另外還要給予持續或間斷的吸氧，目的就是盡可能為腦部供給營養，讓那些準備進行代償的神經細胞有足夠的養分。

進行復健與運動

腦中風的病人，只要病情穩定，就要積極開始進行復健與運動，比如手腳動彈得不靈活的，就要不斷地去使用手腳。即便手腳完全不能動彈，病人也應該在腦海中不斷想像給予不能動彈的手腳發號命令，讓其動彈起來。這種意念上的鍛鍊，也是一種積極的訓練。

氣功練習中有一個訣竅叫作「心誠則靈」，這個詞用在腦中風病人的康復上，是絕對沒有錯的。**心越誠，越積極地進行復健，恢復得就越快。**

進行神經刺激

腦中風的病人，通常都要進行神經刺激的治療，穴位治療就是其中的代表。

藉由在穴位處進行各種治療，能夠刺激穴位處密集分佈的神經感受器，使其傳遞的神經資訊到達腦部，刺激並促使該處的神經細胞儘快代償死去的細胞。比如某個神經細胞原先是負責手部活動的，現在負責腿腳活動的細胞死亡了，那麼負責手部活動的細胞就可以在經絡治療的刺激下，一併負責起腿腳活動的工作。

只有將促進血液循環、積極進行復健與運動，以及進行神經刺激這三者相互結合起來使用，才能達到最佳的效果。

部分患者康復不理想的原因，就是代償的神經細胞無論怎樣努力，都無法做得像死去的那些細胞一樣好，所以總有些病人在腦中風後會留下後遺症，這是沒辦法的事，只能寄望於未來醫學的進一步發展來解決。

針灸能幫中風病人站起來

穴位療法主要是採用針灸法，因為只有針灸，才能深入皮膚，直接刺激皮膚下面的神經感受器，產生最大的神經刺激信號。另外，穴位按摩、艾灸等也同樣有用，如果能夠配合針灸一起使用，那麼效果一定會更好。

失語、說話不清：金津、玉液

這兩個穴都位於舌部，必須採用針灸治療，針灸穴位後行提插手法，不留針。出針的時候不要按壓，要流出些血液才好，如果不流血，效果反而沒那麼理想。

比如我有一個女病人，發病後說話不清楚，但每次只要按照上面的方法治療完後，她說話立刻就能變得清晰許多。雖然在針灸後幾個小時，她又會恢復到說不清楚的狀態，但是與針灸前比較，還是有所改善。就這樣每天改善一些，過了兩個星期，這病人的說話問題就完全解決了。

二便失禁：氣海、關元（任脈）

這兩個穴位需要針灸，而且得留針半個小時左右，往往還應配合艾灸法。

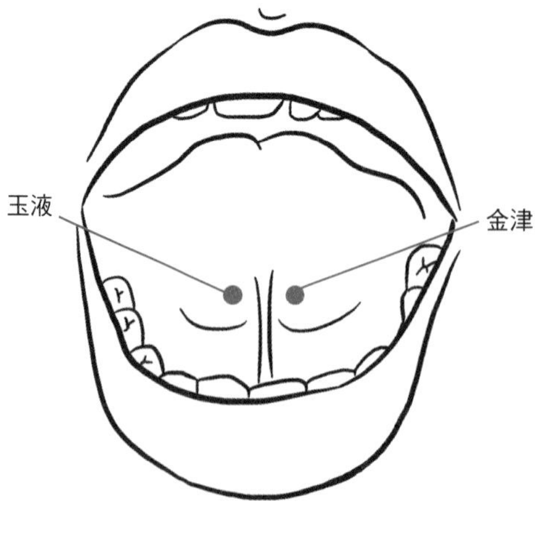

臨床上如果病人家屬配合，我們往往會讓他經常幫病人按摩這兩個穴位，或者拿一根艾條點燃後在這兩個穴位處進行懸灸，這樣的話，病人往往會恢復得更快。

四肢無法動彈：位於足陽明胃經、手陽明大腸經、腰部大腸經的穴位

有一句古語叫作「治痿獨取陽明」，意思是說治療肢體動彈不了這一類的「痿證」，應該重點選擇足陽明胃經、手陽明大腸經上的穴位。但要注意，這裡的「獨」不是「獨自」、「單獨」的意思，而應解釋為「主要」，在臨床上如果僅僅選擇陽明經的穴位，那是不夠的。

下肢癱瘓，常用的穴位有足三里（陽明胃經）、三陰交（足太陰脾經）、陽陵泉（足少陽膽經）。

上肢癱瘓，常用的穴位有曲池（手陽明大腸經）、合谷（手陽明大腸經）、內關（手厥陰心

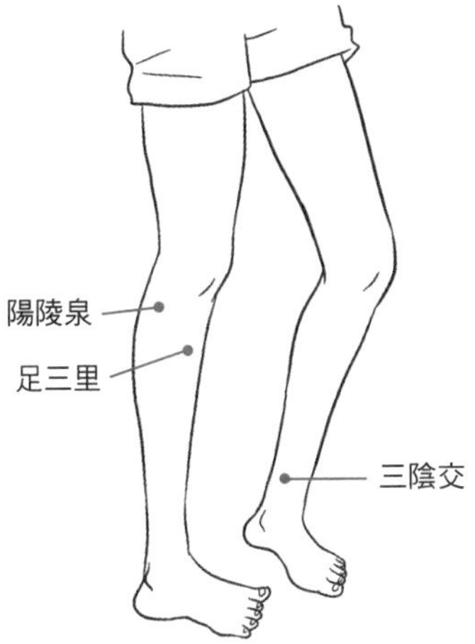

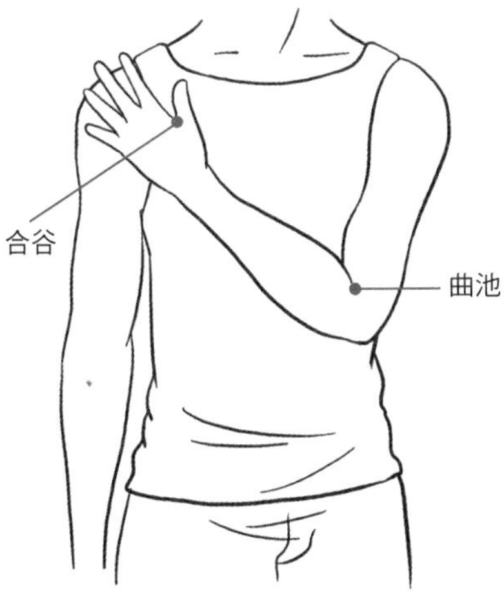

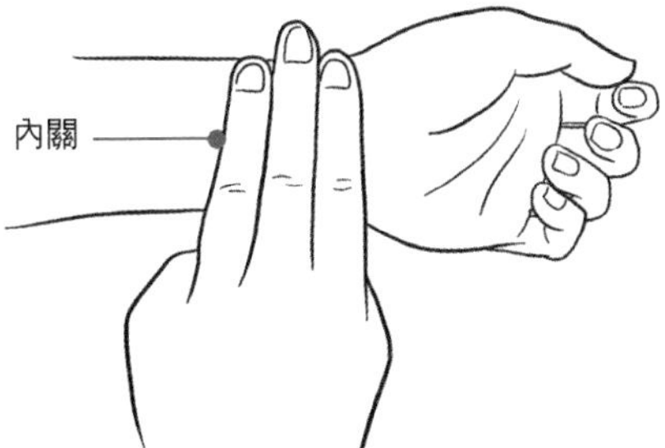

經）。

除了這些穴位，腰部的大腸經穴位也經常會使用，如腎俞、大腸俞。

在醫生針灸治療後，如果病人的家屬能夠經常幫病人按摩以上穴位，病人一定會恢復得更快。藉由治療，大部分病人都會一天天地好轉起來，如果是手腳都癱瘓的，一般下肢能夠先恢復。

為什麼下肢會比上肢先恢復？因為相較之下，下肢的動作要簡單很多，就是走走跑跑而已，但上肢就不同了，尤其是靈活的手指，其動作的複雜性完全是下肢不可企及的。像是，雙手可以拉小提琴，但你見過有人能用雙腳拉小提琴的嗎？

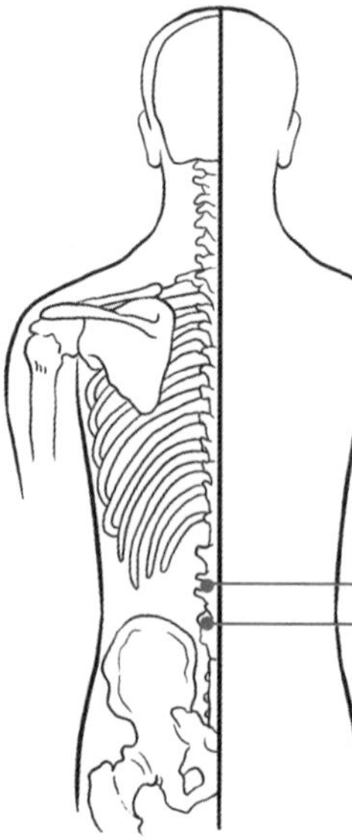

越簡單的就越容易恢復，也能越快恢復，這是腦中風神經功能康復的一個基本規律。對此其實很好理解：進行代償的神經細胞要接替死去細胞負責的工作，那需要有學習的時間與上手的過程，如果要代償的工作比較簡單，那麼這個時間與過程就會比較短；但如果很複雜，那當然就要花更長的時間。

【別信偏方！中風癱瘓不可能立刻痊癒】

我一直都不相信某些書裡講的那些神奇病例，比如有些講經絡、穴位的健康書裡，作者吹噓自己治過的病例，病人已經在大醫院裡治療了幾個月，但仍然是手腳癱瘓，而在作者給他針灸了幾個穴位後，這個病人馬上就活蹦亂跳，完全治癒。這些話，我們內行人一看就知道是吹牛，是徹徹底底的吹牛，也就能騙騙不懂得醫學知識的一般人而已。

除非是以下這種情況：有些患有神經官能症、精神疾病的，尤其是那些患癔症（歇斯底里）的病人，他們發作的時候可能會表現為四肢癱瘓，但這只是個假象，他們的神經系統其實並沒有受到任何實質性的損害，這時候針灸一下，確實可能使他們立刻徹底痊癒。但如果病人的手腳癱瘓是由於腦中風等神經細胞損害所引起的，那就絕對不可能有這樣的奇跡。

艾灸足三里的預防療法

隨著年齡的增大，每個人得到腦中風的機率都會逐年增加，而**對於那些已經有過一次腦中風發病經歷的患者來說，如果不經任何處理，在五年之內他們再發生第二次腦中風的機率更可**

能高達五十%！

由於腦中風是由動脈硬化引起的，所以腦中風的預防措施，其實也就是動脈硬化的預防方法，具體請參閱本書的相關章節。

不過有一個療法是「動脈硬化」裡沒有詳細說明的，就是艾灸足三里穴。拿一根艾條，點燃後靠近足三里穴，慢慢地熏烤，以穴位處感到溫暖為主，不要離得太近，那會很燙，也不要隔得太遠，那就沒什麼效果了。一般來說，每天艾灸一次，每個穴位能燒上三分之一根艾條或者半根艾條，預防的效果就會比較理想。

古語中有一句話：「若要安，三里常不乾」，意思是說如果想要身體健康、平平安安，那就要經常灸足三里。不過古人做得更極端，他們是把艾條點燃後按在足三里的皮膚上，在局部燙出一個傷口，等第二天傷口剛剛結了點疤，馬上又燙一次，於是足三里穴就會經常有個濕淋淋的傷口，所以叫作「三里常不乾」。

要現代人學古人那樣吃苦，天天把足三里穴燙得血肉淋漓是不可能、也沒有必要的，事實上採用懸灸的方法也能夠獲得較好的效果。

艾灸穴位除了能夠抗動脈硬化外，還會使人體釋放出自身的擴血管物質。因為在穴位處的皮膚外進行艾灸，高溫必定要使穴位下的血管擴張以求散熱，血管擴張不僅是神經的功勞，血管壁上的內皮細胞也會釋放出擴血管的物質，這些物質隨著血流到達其他部位，自然也會使得那裡的血管擴張開來。

我有一個病人，他來找我看病的時候臉色很差，臉上沒有什麼血色，而且經常怕冷，脈象很沉很細也很弱，一派陽虛的表現。在按照我的要求每天艾灸足三里穴兩個月後，再見到他時他已是滿面紅光，容易怕冷的症狀完全消失了，脈象也變得非常有力，整個人煥然一新。

這個病人原來他身體裡的許多血管都處於收縮狀態，皮膚下的血管收縮，沒有血流通過，就沒有帶來熱量，自然就會看起來沒有血色，並且會很怕冷。而利用艾灸足三里，不斷刺激人體自身產生擴血管的物質，使得身體的血管重新恢復到正常擴張、打開的狀態，病情當然就好轉了。

如果血管經常處於收縮狀態，出現腦中風的機率一定會很高；如果血管經常處於擴張狀態，那出現腦中風的機率必然會大大降低。

此外，還要服用一些稀釋血液的藥物，如阿斯匹靈等，以減少血液發生凝固的機會。而多喝水也是件重要的事，尤其是夏天，人體的水分本身就蒸發得快。有些中老年人由於患有前列腺增生，怕晚上起來上廁所而不敢喝水，這樣一來，血液的黏稠度大增，往往可能導致這些中老年人在深夜裡腦中風發作。

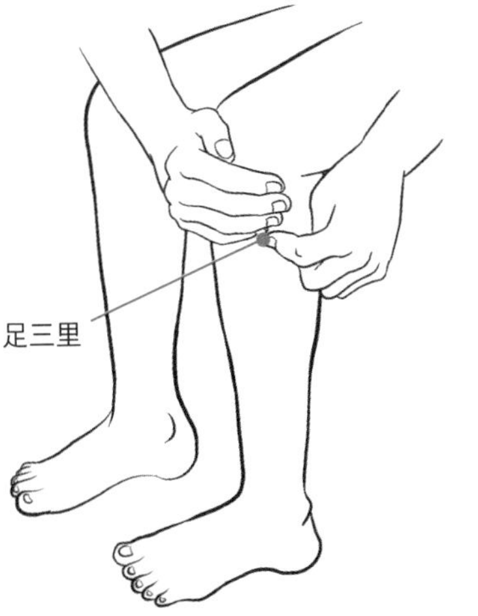

朱醫師小叮嚀

保持情緒的平和，不要大喜大悲，這是預防腦中風的重要因素，情緒過分波動時，會使血管急劇地收縮，原先狹窄的血管進一步收縮變窄，腦中風就可能突然降臨。

老人突然產生情緒波動還可能造成腦出血發作，原因很簡單：情緒一激動，血壓馬上飆升，而動脈硬化的血管很脆弱，血壓突然升上來，血管就可能「爆開」，導致腦出血了。

基於這個原因，中老年人的家屬，尤其是曾患過腦中風、腦出血的老年人的家人千萬要注意，別和病人爭吵，以免他的情緒波動。

冠心病患者的護心處方

不管是在電視電影中，或平常的生活經驗中，相信大家都見過這樣的情況：病人突然出現胸悶胸痛，於是連忙摸出一顆隨身攜帶的藥丸，吞下去休息一會兒，才慢慢平復過來。這些人得的就是冠心病（冠狀動脈心臟病），而胸悶胸痛則是由於心臟細胞供血不足引起的。

心臟細胞雖然無時無刻都有大量的血液流過，但是它們並不能直接從這些血液中汲取氧氣、營養，必須透過一條叫作「冠狀動脈」的血管供應，當這條冠狀動脈變得狹窄，血液供應不足的時候，冠心病就發作了。

不可輕忽的三種「心」風險

冠心病常見的有心絞痛、心肌梗塞、無症狀性冠心病等三種。

心絞痛

又稱狹心症。心絞痛很容易診斷，病人經常會出現胸悶胸痛的症狀，尤其是在運動、天氣寒冷等情況下會出現，但如果病人馬上休息一會兒，或者吃上一片硝酸甘油片，症狀在幾分鐘內就會迅速消失。

如果有以上症狀，基本就可以診斷為心絞痛，如果在心痛發作時能夠做個心電圖，一定會有心肌缺血的症狀，對診斷就更有幫助了。

硝酸甘油最初是瑞典科學家諾貝爾（就是諾貝爾獎的創始人）發明的，硝酸甘油配上根雷管就是炸藥，但在醫學上硝酸甘油片卻有直接擴張冠狀動脈的功效，吃下去後胸悶胸痛基本上就會立刻消失，而且幾乎是百試百靈。

心肌梗塞

心絞痛反覆發作，通常就會發展為心肌梗塞。當心肌梗塞發作時，病人同樣是感到胸悶胸痛，不過和以前出現的症狀相比，胸悶胸痛會特別嚴重，往往還會有嘔吐、心悸等其他症狀。最重要的區別是，心絞痛服用硝酸甘油片後症狀會迅速緩解，而心肌梗塞即使服上夠一包炸藥分量的硝酸甘油片都沒有用！

如果服用硝酸甘油片後症狀沒有好轉，那病人千萬不要再繼續等下去，而應該立即前往醫院進行心電圖以及抽血檢查。抽血檢查的主要項目有肌鈣蛋白、肌紅蛋白以及心肌酶，其中肌鈣蛋白最為重要，**如果是心肌梗塞的話，肌鈣蛋白這個指標一定會升高。**

要確定心肌梗塞的診斷，自己是無法進行的，必須要依靠醫院的檢查，但是作為病人及病人的家屬，都應該有一個清楚的認知，即**一旦胸悶胸痛非常嚴重，且服用藥物、休息都沒有得到緩解，那就有更大的可能是出現心肌梗塞了。**

【心絞痛V.S.急性心肌梗塞】

心絞痛的發作一般都是有誘發原因的，只要消除誘發原因，症狀一般很快就會消失，不會有太嚴重的後果。比如，假如是運動後引起的，那就休息一下；假如是寒冷引起的，那就要注意保暖工作。實在還不行的，吃點藥，也一定就會舒緩了。

但是心肌梗塞就不同了，此時冠狀動脈的斑塊內部發生出血，導致斑塊突然變大，使得原先只是狹窄的動脈一下徹底堵塞，血流供應即時中斷。心臟細胞此時就不是缺血的問題了，而是根本沒有血流供應，很快就會死亡。心臟細胞一死亡，血液循環的動力就消失了，全身各處的器官都將沒有血液供應，那就只有一種結果——死亡！

無症狀性冠心病

這種病人其實和心絞痛病人一樣，同樣是經常出現心肌細胞缺血的情況，只是心絞痛的病人感受到了心臟神經發出的胸悶胸痛的信號，而這類病人卻毫無感覺而已。但如果這兩類病人都帶個二十四小時連續心電圖記錄器監測一下，就會發現他們都經常有心臟缺血的心電圖表現。

心臟是個很敏感的器官，一旦出現細胞缺血，一定會透過神經細胞向大腦發出胸悶胸痛的呼救聲，但是為什麼無症狀性冠心病的患者卻感受不到呢？

一個原因是這類型的人對於各種能引起疼痛的刺激忍耐度特別高，也就是他們平常就屬於吃苦耐勞、流血流汗不流淚的類型，所以特別不怕痛，即使有胸悶胸痛的神經信號傳遞到大腦，也不會受到重視。另外一個最常見的原因，是病人長期患有糖尿病，而糖尿病是會使神經受損的，神經一受損，胸悶胸痛的信號就傳遞不上去，或者傳上去也信號大減，大腦自然就感覺不到了。

由於病人根本就沒有任何不舒服的症狀，所以診斷起來特別困難，做普通的心電圖往往也沒有用，因為很可能做檢查的時候病人還沒有心肌缺血的情況，自然就不可能有心電圖異常的表現。

要診斷這個病，一般需要特殊的心電圖檢查。比如二十四小時心電圖，即身上背個小記錄器，連續記錄你一天一夜裡的心臟情況，這樣一旦有心肌缺血的表現，就會被記錄在記憶體裡。另外，還可以做負荷試驗的心電圖檢查，病人在跑步機上做運動，如果冠狀動脈有問題的話，一跑步就會有心肌缺血的心電圖表現。

反覆的心絞痛最後往往會發展成心肌梗塞；而無症狀性冠心病的，則是九十九％會發展成心肌梗塞。原因是前一種病人能夠感覺得到，所以一般都會及時就醫，接受治療，所以發展到最嚴重的心肌梗塞的機率大幅度下降；而無症狀性冠心病，由於沒有症狀，病人自己也根本不會去接受治療，結局自然堪憂。

除了上面講到的心電圖、心肌酶，近年來還有一種常用的檢查叫作冠狀動脈攝影，原理是把顯影劑打到血管裡，然後在 X 光的說明下，就可以在螢幕上清楚地看到冠狀動脈的形態，哪根動脈狹窄，狹窄多少，都一清二楚，非常方便，只是這種檢查價格並不便宜。

【偽冠心病的疾病】

看起來像冠心病，但其實不是冠心病的「偽冠心病」病症，主要有以下兩種。

●心臟神經官能症

得這種病的人以女性居多，尤其是更年期的婦女，患者也會有胸痛胸悶的症狀，不過如果仔細做各種檢查，就會發現患者的心臟其實一點事情都沒有。

這種病的患者有一個特徵，就是喜歡歎氣，尤其是在人多的地方或者是在屋子裡，特別容易感到氣短，要大口大口地歎氣才會感到舒服。這個特徵，往往可以讓心臟神經官能症與真正的冠心病有明顯的區別。

●頸椎、胸椎病

頸椎、胸椎疾病，也有可能會引起胸悶胸痛、心慌等症狀，不過原因是頸椎、胸椎刺激到交感神經，使得神經發出了一個錯誤的信號傳遞到大腦，讓大腦誤以為是從心臟那裡發出來的。這類病人往往都會有頸椎病的各種表現（詳見第一四八頁「頸椎病」），但有時候要區別還真不容易，要把各種心臟的檢查都做完了，才能下此診斷。

心絞痛的兩大急救穴

由於動脈硬化，動脈血管壁上長出的斑塊導致冠狀動脈變得狹窄，使得心臟得不到足夠的血液供應，心臟的細胞缺血缺氧，就會引起胸悶胸痛，這就是冠心病的最關鍵機制。

平常情況下，雖然冠狀動脈狹窄，但總算還有血流供應得上，心臟細胞並不會有什麼症狀。可是一旦心臟細胞要求的血流供應量增加，或者血流供應量下降，心臟細胞就會缺血缺氧，這時候就會心絞痛發作了。

比如運動、情緒激動時，心臟比平常跳動得更快，需要的血流供應自然就多，此時狹窄的冠狀動脈就無法滿足這突然增加的血流量，因此病人常常會在運動、情緒緊張後出現心絞痛。

而當天氣寒冷時，冠狀動脈會發生收縮，使得血流量供應進一步下降，因此每當氣溫下降時，醫院急診處就會擁來一大批捧著胸口的病人。當病人進入夢鄉的時候，也往往是心絞痛容易發作的時候，因為此時血液循環的速度變得很慢，而狹窄的冠狀動脈又會使供血更加減少，結果就會使心臟細胞缺血缺氧。

如果是心絞痛發作，馬上吃點硝酸甘油片等藥物，就可以達到迅速擴張冠狀血管，改善供血的目的。

若一時沒有這些藥，那麼也可以採取緊急按壓內關、

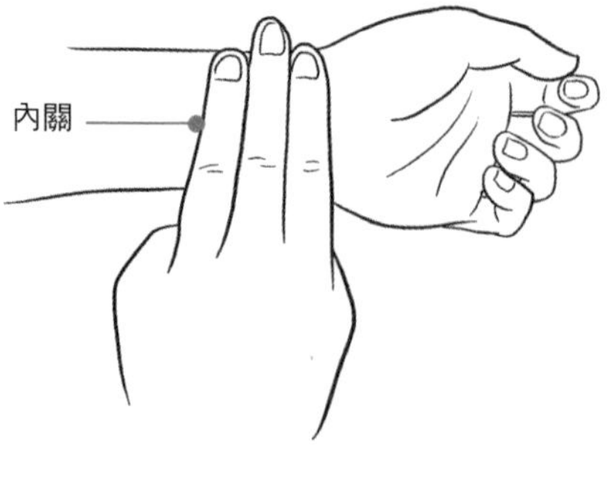

膻中穴的方法。按摩這兩個穴位能夠產生擴張血管、增加冠狀動脈供血的效果。即使有藥物服用，在服藥的同時按摩這兩個穴位，也會有加快起效的作用，值得使用。

不過要強調的是，倘若吃硝酸甘油片、按摩穴位十分鐘後仍然沒有效果，那就一定要想到可能是心肌梗塞、冠狀動脈阻塞。這時候唯一的方法就是儘快到醫院裡，越早到達醫院，就越有可能使用最有效的溶栓治療，這個治療能夠將梗塞處直接溶解，馬上就能使斷流的心臟重新恢復供血供氧。

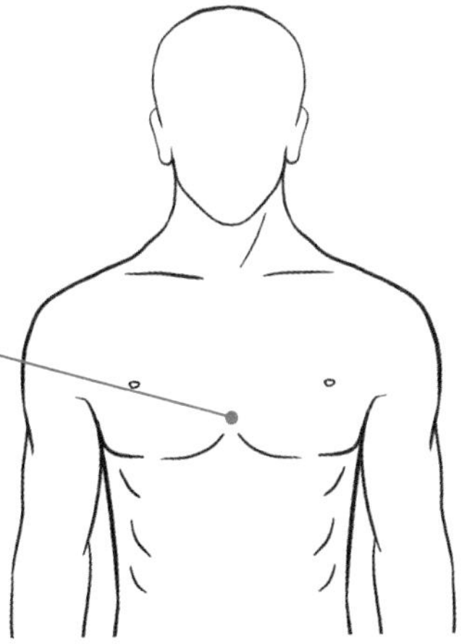

治心也要治腸胃

冠心病的根源在於動脈硬化，所以能預防動脈硬化，也就能夠預防冠心病。預防的方法，基本上在動脈硬化的一文中都已經講得很詳細了。值得一提的是下面幾個穴位：膻中、內關、中脘、天樞。

就在寫這個章節的前兩個星期，我才看完一個患有冠心病的老奶奶。老奶奶已八十六歲了，二十年前就被診斷為冠心病，最後嚴重到不得不進行冠狀動脈支架的手術，但在術後一年她又因為反覆的胸悶胸痛而再次住進了我們醫院。

她胃口很差，而且很少活動，除了上廁所外幾乎不下床，每天在床上躺著時倒還沒什麼事，但每次只要吃完飯就會出現胸悶胸痛的症狀，如果不吃藥，要過一個多小時才能緩解。

她有這種情況，是因為心臟得不到很好的供血，自然心臟向全身供血的功能也不可能有多好，而全身的血液循環速度也不可能有多快，這樣一來，胃腸道的功能必定會受影響。因為從食物中吸收的營養要通過血液循環運送到全身，血液循環慢，吃再多的東西也運不走，於是胃腸道系統乾脆就拒絕接受食物，因此這個病人胃口就很差，每頓都只吃那麼一點。

由於長期吃得不多，胃腸道長期處於很清閒的狀態，缺乏足夠的運動，久而久之，胃腸道功能就會越來越差，胃口也就會更加不好。可以說這個病人的胸悶胸痛導致了她胃口差。

為什麼病人一吃東西又會反過來誘發胸悶胸痛呢？原因是胃腸功能一差，吸收營養的速度就會變慢，為了儘快將食物消化並且運送到全身各處，大量的血液就會聚集到胃腸道附近，血液的總量就那麼多，胃腸道系統處的血液一多，心臟分到的自然就減少了，這樣就會誘發胸悶胸痛。而一個多小時後，胃腸道已經把食物處理得差不多了，這時候血液就不會再大量積聚到

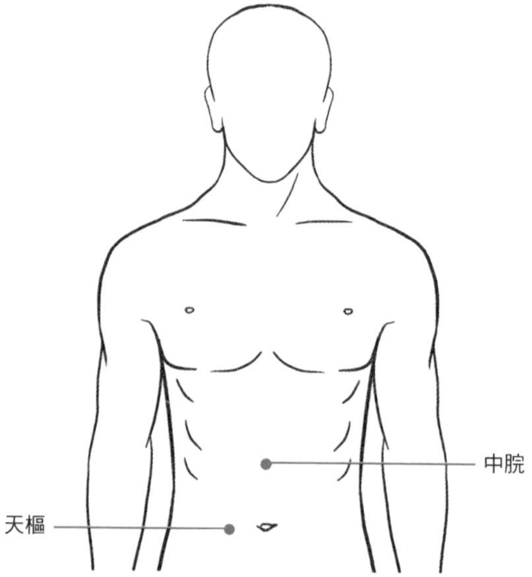

胃腸道附近，心臟分到的血液重新增加，症狀自然就會消失了。

我們吃得太飽後，往往會有點想睡，或是覺得頭昏腦脹，做事提不起精神來。造成這種情況的原因，就是因為吃得太飽，大量的血液積聚到胃腸道附近，結果供應大腦的血就減少了，當然就會想睡覺、沒有精神。

由於我很忙，沒有時間經常去看這位病人，於是就告訴了她幾個穴位，讓她自己經常按摩，這幾個穴位是**膻中、內關、中脘、天樞，每個穴位每天至少要按摩三次，而且在吃飯前一定要按摩完才能進食。**

一周後我再去看她，她正在走廊上散步，看上去氣色也比上次見面時好多了。她說自己一有空就會按摩那幾個穴位，從第二天開始就覺得胃口好了一些，吃飯後的胸悶胸痛也沒那麼嚴重了。

這個病人是心臟、胃腸系統都有問題，所以我的治療方式是既治心又治胃腸，選的這幾個穴位中，膻中、內關是針對心臟的，能使心臟的冠狀動脈充分擴張，改善心臟供血，使全身血流速度加快，胃腸道吸收的營養就能儘快運走，讓胃腸道願意多吸收一些食物，胃口就能改善了。

而中脘、天樞則是針對胃腸系統的。大量的實驗證明，刺激這兩個穴位後，胃腸的蠕動確實加快了。我自己就觀察過好幾個病例，先用聽診器聽一下病人的腸蠕動頻率，在扎針後再聽，腸蠕動的頻率每分鐘都會增加好幾次。

胃腸功能改善了，一方面表示可以吸收更多的營養供給心臟；另一方面，胃腸功能越好，則消化吸收食物的耗時就越少，也就表示佔用全身大量血液的時間越短，比如之前在吃飯後，大量的血液有一個小時都要積聚在胃腸道附近，而現在可能只需要半個小時，這對於心臟當然是莫大的好消息了。

如果可以的話，最好在這些穴位上還能進行艾灸，點燃艾灸條後在這些穴位上烤；或是利用像在第一〇九頁艾灸足三里穴的辦法，效果會更好。

朱醫師小叮嚀

冠心病已經被逐漸認識到是一種「生活習慣病」，與飲食的關係非常密切。要想控制病情、預防併發症，「管住嘴」是很關鍵的一步。

- 拒絕反式脂肪

反式脂肪是一種氫化過的植物油，會使壞的膽固醇上升，好的膽固醇下降，增加心血管疾病的罹患率。常用於以酥油和人造奶油製作的烘焙食物（如：蛋糕、甜甜圈）、油炸食物（如：薯條、炸雞）及點心（如：餅乾、爆米花）中。

- 減少攝取飽和脂肪酸

動物性脂肪就是含飽和脂肪多的脂肪，如動物油、奶油等。以植物性黃豆蛋白質取代動物性蛋白質，是降低飽和脂肪酸、膽固醇最好的方法。

- 減少攝取膽固醇

冠心病的產生與血液內的膽固醇濃度很有關係，因過高的膽固醇含量會導致動脈硬化。

像是蛋黃、動物內臟（腦、肝）、牛油製成的麵包及糕點等，都是膽固醇含量高的食物。

● 減少含鈉量高的食物

減少鹽、辣椒醬、胡椒等調味品，以及醃漬物與各種加工食品。

呼吸困難，氣喘吁吁？小心慢性心臟衰竭

我看過的心臟衰竭患者中，九十％以上都是平時根本不注意，直到心臟衰竭形成了才意識到要愛護自己的心臟，但往往已經為時已晚。

如果把身體各個器官視為一個個「集團」，整個心臟「集團」就像部四汽缸的引擎，可以分為四個部門：右心房、右心室、左心房、左心室，各部門之間有叫作「心臟瓣膜」的大門相隔。

一條粗大的靜脈血管連接著右心房，血管裡的血液川流不息，這些血液從全身各處流來，運載了身體各部位產生的大量「生活廢氣」（二氧化碳），還有剛從消化道處運來的各式營養等。當右心房與靜脈連接的大門（學名稱為靜脈瓣）打開，排在前面的血液一擁而入；等右心房裝滿後，靜脈瓣關閉，右心房與右心室之間的大門（學名稱為三尖瓣）打開，此時右心房部門的無數個心肌細胞會一起把血液擠入右心室內。

右心室與肺動脈血管相連，兩者之間有道稱為「肺動脈瓣」的大門，等血液把右心室充滿，三尖瓣的大門關上，肺動脈瓣這扇大門就會開啟，此時輪到右心室部門的數萬名心肌細胞員工一起工作，於是血液通過肺動脈被擠進了肺臟內。在這裡有大量清新的氧氣，這批血液排掉了帶來的二氧化碳，血液裡的紅血球則忙著裝載新鮮的氧氣。然後，又順著肺靜脈來到了左

心房，最後來到了左心室，心室的細胞也一起收縮，就把血液擠進了寬闊的主動脈，運到全身各處。

每個部門的細胞都是一起工作，一起休息，當部門（比如左心房）休息的時候，整個左心房會擴張，以便血液流進來。等流進來的血液數量夠了，整個左心房的心肌細胞再一起收縮，把血液擠出去。

所以，心臟細胞做的工作就是「收縮」，然後把血「擠」出去。這工作既不難也不累，所以在正常情況下，我們的心臟可以健康地使用很多年，但如果心臟細胞的工作強度明顯增加，而得到的休息時間以及營養又降低，長此以往，它們就會勞累而死。當死去的細胞越來越多時，整個心臟「集團」也就衰敗了，這就叫作慢性心臟衰竭。

做對檢查，揪出心臟衰竭

慢性心臟衰竭有幾種臨床症狀：活動能力不斷下降，最後連走路、上樓梯都會心跳得像打鼓一樣，氣喘噓噓。更嚴重的心臟衰竭病人，連上廁所時用力大便都會引起明顯的心悸、喘氣。要體會心臟衰竭病人的這種感覺，可以去用盡全力跑個一千公尺，那種臨近終點衝刺時的感覺，就是心衰病人發病時的感覺。

但跑一千公尺和爬樓梯所產生的心悸氣喘可大不相同。前者是運動量太大了，遠遠超出正常心臟能承受的能力範圍；後者則是心臟太差了，能力小到連輕微的運動量都無法承擔。

關於心臟衰竭的檢查有下面幾種。

抽血檢查

這是利用抽血檢查一種由心臟細胞分泌的ＢＮＰ（鈉利尿胜肽），這種分泌物能擴張血管，以降低血管內的阻力；並使腎臟加快利尿的效果，讓血管裡的血液減少，心臟的工作量也能因此減少些。

心臟分泌ＢＮＰ算是一種自我保護的方式，當工作太累了，心臟覺得撐不住了，就要想辦法減輕一下負荷，於是分泌些ＢＮＰ強行讓腎臟開閘放水，多排尿，血管裡流的水會減少，全身血液的數量和重量也就降低了，這樣心臟也可稍稍緩和一下。

心臟超音波

這個檢查主要是看左心室的射血分數（ＥＦ值）。當左心室舒張時會裝滿血液，這樣可以測出一個裝滿的數值；等心室一收縮，這些血液絕大部分都會被擠出去，只剩餘一小部分血液，這樣又可以測出一個剩餘值，用剩餘值除以裝滿值，就是ＥＦ值。通常ＥＦ值小於五〇％，就可以確診為心臟衰竭了。

常規的胸部Ｘ光

典型的心臟衰竭病人，心臟會明顯變大。正常人在左胸處，心臟只會占大約二分之一的位置；而心臟衰竭的病人，其心臟卻可能佔據了三分之二，甚至四分之三的位置。

心臟也會過勞死

心臟衰竭的原因，就是心臟細胞的工作強度明顯增加，但休息時間以及營養物質的供應都減少，於是它們就慢慢地過勞死了。

而造成心臟細胞工作強度大的原因，主要是高血壓及動脈硬化。血壓一高，心臟要把血擠進血管裡，所遇到的阻力就會增加。動脈硬化也會造成心臟擠血時遇到的阻力增加。因為動脈硬化代表血管狹窄，而管內的阻力與管徑是成反比的，往細的血管裡擠血，當然比往粗的血管裡擠血得更用力。阻力增加後，如果心臟還是按照以往的力量去擠血，那麼能擠進血管的血液一定會比以前少，這也代表全身各處的細胞得到的血液供應減少。

心臟的上層主管是腦部的心血管中樞，一聽到有員工「缺血挨餓」，就會加快心臟的跳動速度，原來每分鐘跳六、七十次，現在增加到八、九十次，每個員工每分鐘內都多擠幾下血，這樣就可以輸更多的血液出去。於是每個心肌細胞都會慢慢增加體內的肌纖維數量，使自己的力量增加。

就像運動健身一樣，隨著肌肉裡肌纖維的豐富，身材會日漸魁梧。同理，心肌細胞內的肌纖維數量增加後，整個細胞的體積也會增加，也就是「心肌細胞肥大」。每個細胞都肥大起來，整個心臟自然就會像前面說的那樣：照胸部 X 光，看到心臟占了左邊胸腔的大部分面積。

【風濕性心臟病也會導致心臟衰竭】

除了高血壓及動脈硬化之外，會造成心臟衰竭的還有一個常見原因，就是風濕性心臟病。

這個病會導致心臟各部位之間的瓣膜開閉困難，就如同大門的鉸鏈生銹了一般。當血液要從A部位進入B部位時，兩地之間的大門在正常情況下，應該全部打開，現在卻只開啟一半，為了儘快把血液輸送到B部位，A部位就只好更費力才能辦到，這自然就加重了心臟細胞的負荷了。

對於風濕性心臟病引起的慢性心臟衰竭，就只能動手術。藉由心臟手術把瓣膜修整一下，使「大門」開啟自如，這樣才能夠達到治療效果。

強心、利尿、擴血管的中西療法

慢性心臟衰竭如果不加以控制，任其一直發展下去，那終有一天會引發急性心臟衰竭，進而直接導致死神降臨。

在慢性心臟衰竭的前提下，如果突然出現加重心臟工作量的因素，就可能誘發急性心臟衰竭的出現。比如病人突然激動，或突然有個強烈的活動；甚至，有些慢性心衰很嚴重的病人，大便時用點力都可能誘發急性心衰，「一泡大便引發的血案」在臨床上可是屢見不鮮。

對於已經有慢性心臟衰竭的病人，我們的治療方法就是要降低工作強度，首先要減少血管內的阻力，這樣心臟再擠血出去，就不必花那麼大力氣了。因為引起血管內阻力增加的主要原因是高血壓和動脈硬化，因此，控制血壓、擴張血管、避免動脈硬化的發展，就是治療的對策。

此外，也可以服用強心藥物。不過以下這些藥物都要在醫生的指導下進行，不可自己隨便服用，以免引起副作用，得不償失。

地高辛

這種藥能加強心肌細胞的收縮力量，降低心臟的跳動頻率，除了有可能引起心律失常等副作用外，並沒有什麼其他的副作用，是慢性心臟衰竭病必備之品。

利尿藥

常用的有速尿、氫氧噻嗪、螺內酯等。這類藥物與心臟分泌的BNP相似，能夠促進腎臟排尿，不過效力比BNP強多了。

β受體阻滯劑

代表藥物是倍他樂克，其原理是干擾心血管中樞與心臟之間的資訊通路。有了倍他樂克，心血管中樞就算是再發佈命令要求心臟加大工作量，心臟也會像戴了個耳塞一樣充耳不聞，或者說十句才聽進去一句。

另外，為了滿足心肌細胞的要求，提供氧氣、血液和營養，也很重要。

吸氧

每天都吸點高純度的氧，給心肌細胞多供應些新鮮氧氣。現在市面上有專門的製氧機了，方便又實用。

心肌營養藥物

值得推薦的是人參，而且注意是東北人參，或是韓國的高麗參，而不是花旗參。人參含有的成分能夠營養心肌，還有點類似地高辛的強心作用，吃起來味道也不錯，尤其是人參燉雞，更是美味。

擴血管藥物

比如丹參滴丸、硝酸甘油片等，這些藥能擴張供應心臟血流的冠狀動脈，進而加強心臟供血。其實擴血管藥物還有減輕心臟工作強度的作用，畢竟這些擴血管藥物除了擴張冠狀動脈外，其他的血管也不會遺漏，血管一擴張，心臟的工作強度自然就下降了。

按摩艾灸法

如果是中醫療法，心臟衰竭的病人，應該經常按摩內關穴、心俞穴（背部第五胸椎棘突下，旁開一寸半，約兩指處），及氣海、關元穴。

經常按摩內關、心俞，有類似服用β受體阻滯劑、丹參滴丸那樣的作用，能夠降低心臟的心率，擴張冠狀動脈。

按照中醫的理論，氣海、關元具有補氣益元之功，進而有補益心氣之效；從西醫來說，則有類似於利尿藥的作用，有助於減輕心臟的負荷。

如果不嫌麻煩，這幾個穴位最好能夠用艾灸的方式，也就是用一根艾條點燃後，在穴位上熏烤，每個穴位至少烤十分鐘，直到局部有暖意為止。

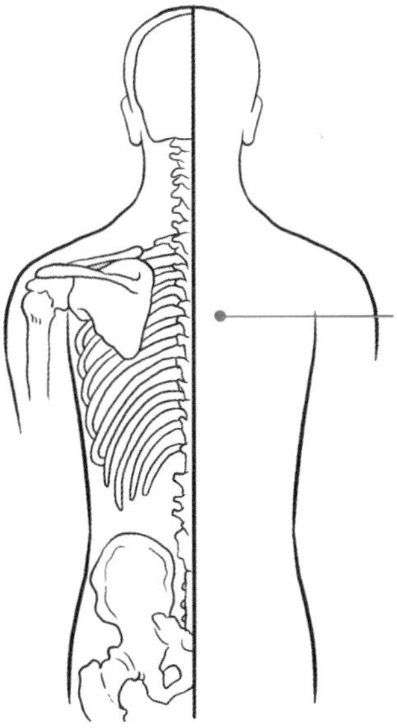

朱醫師小叮嚀

一個慢性心臟衰竭患者，在如今醫療技術條件下，通常都可以存活近十年的時間。但是，在沒有更有效預防的前提下，在這近十年期間，患者平均住院次數將達到十五次，而最後的三年住院頻率更高，最長住院時間可達一個月。與其到非住院不可的地步了再去治療，不如平常多多重視自身的保健，「哪怕是一天吃四次藥，也別一年進四次醫院！」

戒煙、避寒、練氣功，與慢性阻塞性肺病斷捨離

人體的血管如果太狹窄，就會導致血流不暢，甚至出現完全斷流的情況，而導致心肌梗塞、腦中風等疾病。

同理，氣管如果太過狹窄，就會導致氣流不暢，空氣在氣管中的流通會嚴重阻塞，外界的新鮮空氣吸不到肺裡，肺裡的污濁空氣也難排出體外，這就是慢性阻塞性肺病（簡稱COPD）的原理。

氣喘病人發作時氣管也會變窄，但這種狹窄是由氣管壁上的平滑肌肉收縮引起的，所以只要用點支氣管擴張劑，把管壁上的平滑肌肉給放鬆下來，氣管立刻就會由狹窄變成擴張通暢。

而慢性阻塞性肺病的氣管狹窄原理則與氣喘大不相同。它是由於氣管處長期有炎症、損傷，導致氣管的結構慢慢遭到破壞。管壁上正常組織，尤其是有彈性的平滑肌肉死亡傷殘，而被沒有伸縮彈性的疤痕代替。這樣造成的氣管狹窄，由於管壁上的平滑肌肉所剩不多，因此，僅僅使用針對平滑肌的氣管擴張藥物往往就不大管用了。

哮喘的氣管狹窄，可以叫作「功能性狹窄」，一用藥馬上就可以逆轉；而慢性阻塞性肺病的狹窄，則可稱為「結構性狹窄」。我們常聽到的慢性支氣管炎（老年慢性支氣管炎）、肺氣腫，其實指的就是慢性阻塞性肺病。**世界衛生組織更預估，到了二〇二〇年，慢性阻塞性肺病的死**

亡率將提到到全球十大死因的前五名。

三字症狀：咳、痰、喘

這種病的症狀以三個字歸納即可：咳、痰、喘。病人會反覆地出現咳嗽、咳痰、氣喘症狀，尤其是天氣一轉冷就會發作。

不過真的要確診，還要靠肺功能檢查。肺功能檢查是往一個管子裡用力吹氣，醫生會讓你使用些氣管擴張藥物，以使氣管盡可能地擴張。然後你用力吹氣，從吹氣開始，第一秒鐘內吹出來的氣體量會被記錄下來，這叫作 FEV1（第一秒吐氣量）；等你用盡九牛二虎之力把肺裡的氣全部吹出來，這時又會被記錄一次，叫作 FVC（肺活量），就是我們體檢時做肺活量檢查的那個數值。

你的肺活量最後能測量成多大，主要是看剛開始吹的那一秒鐘內你能吹多少氣（FEV1）出來。在這一秒鐘內，標誌肺活量的指標會迅速上升，但過了這第一秒後，你就是再用盡吃奶的勁，那個指標也會上升得非常緩慢，直到你憋紅了臉無力再吹。

但對於 COPD 的病人，由於他們的氣管已經變得非常狹窄，而且這種狹窄是氣管擴張劑根本無法逆轉的，所以在第一秒內，雖然肺中氣體受到高壓想高速衝出來，但受制於道路難行，只能夠慢慢通過。比如最後總共吹出一百公升氣體，那在第一秒鐘內能順利衝出來的可能只有六十公升、五十公升，剩下的氣體只好慢慢地耐心等待，相繼而出。

如果 FEV1 除以 FVC 小於七十％，那就可以確診為 COPD 了。

九十%以上的慢阻肺患者都抽煙

慢性阻塞性肺病的病人氣管會長期有炎症、損傷，目前認為與以下幾個原因有關。

抽煙

這是最重要的原因。罹患慢性阻塞性肺病的病人，大多數都是每天一包煙，而且是至少抽了二十年以上的「資深煙民」。煙草的煙霧被吸入氣管後，會對氣管壁上的細胞產生直接的毒害作用，細胞有損傷，就會呼喚免疫細胞過來幫忙，氣管炎就這樣發生了。長期地吸煙，氣管的結構每天都改變一點點，日積月累，數十年之後，氣管就變成結構性狹窄了。慢性阻塞性肺病患者當中九十%以上的人都抽煙，吸煙的人中三十四%都有可能發展到罹患此病。

空氣污染

汽車引擎的廢氣、工廠煙囱排出的廢氣，這些氣體對氣管的危害性並不會比煙草的煙霧低多少。

基因

吸煙、空氣污染雖然是慢性阻塞性肺病的重要原因，但不能否認的是，並不是每個抽煙或是長期吸入污染空氣的人都會得到。至於為什麼會這樣，目前還不清楚，一般認為是——只能怪你從父母那兒繼承的基因不好。罹患慢性阻塞性肺病的病人，可能是身體某一個基因有點缺陷，但究竟是什麼缺陷，如何治療，這方面的研究目前還僅僅處於剛起步的階段。

天氣變冷，病況更嚴重

正常情況下，我們的呼吸道，也就是空氣從鼻孔吸進來，通過鼻腔再穿過氣管的這一段通道，擁有一套很完善的防禦機制：濃密的鼻毛能夠對病毒、細菌進行過濾，呼吸道下層的黏液細胞會不斷分泌濕潤的黏液，以至於病毒、細菌一進來就會被黏液裹住手腳無法動彈。氣管上的纖毛會不斷運動，像個掃把一樣把被黏液裹住手腳的病毒、細菌向喉嚨方向趕出去，最後化成一口痰吐出體外。最後，呼吸道皮下的血管中還流動著大量的免疫細胞，隨時準備痛擊衝過了前幾道防線的病毒細菌。

但是對於慢性阻塞性肺病的病人來說，他們的呼吸道防禦機制將會全面下降，尤其是天氣變冷，更會使呼吸道的防禦能力雪上加霜。分泌黏液的細胞、纖毛都是愛暖怕冷的。至於免疫細胞，雖然它們不怕冷，但問題是呼吸道的皮下血管遇冷會收縮，結果巡邏的免疫細胞數量也就明顯下降了。

慢性阻塞性肺病的病人呼吸道防禦力量就不夠，如果再加上天氣不好，自然就更抵擋不住外界病毒、細菌的攻擊，於是氣管炎就發生了。病人將不斷地咳嗽，以求吐出混有病毒細菌的痰液，排出毒素，這就是「咳、痰」的原因。另外，氣管本身就狹窄，原先只有空氣在裡面運行，現在再加個痰液堵塞交通，空氣的通行就更加困難，這就是「喘」的由來。

此外，患者也會有氣道過度反應，也就是說氣管對於外界的刺激過度敏感。比如一陣寒風吹來，正常人吸入後，氣管不會覺得有什麼不舒服；但有氣道過度反應的人卻會非常敏感，他們的氣管會將這股本來沒有什麼危害的寒風看成是和細菌、病毒一樣危險的東西，引發一系列的反應。

而慢性阻塞性肺病的病人不但會反覆的咳、痰、喘，而且還會引起肺泡、血液、心臟的病變。

練氣功與穴位療法都有效

練氣功對於慢性阻塞性肺病的病人有百益而無一害，做起來也很簡單。

要舒舒服服地坐在椅子上，或者平躺在床上也行。然後閉上眼，想像小腹部有一團火苗在熊熊燃燒，接著緩慢地進行呼吸動作。吸氣時要儘量緩慢，想像著每吸一點氣進來，火苗就會燒得更旺一些，所以要儘量地把氣吸深一點，一直吸到小腹裡，這樣火焰就會越來越旺，如此直到吸到無氣可吸為止；呼氣時則要想像著火焰會隨著呼氣減弱，所以要慢慢地呼，以免突然一下火苗就熄滅了。

如此反覆緩慢呼吸，做半小時左右就可以了。

以上說的這種氣功無門無派，不過如果你有心去比對一下各個流派的氣功，就會發現以上的方法和它們並沒有本質區別，完全是大同小異。

氣功其實並不神秘，可以用科學的語言來解釋。像上面說的這種功法，其本質是「緩慢呼吸」，至於小腹有火苗的想像，其實只是為了讓你將注意力集中在這個呼吸動作上，你大可以自由發揮，比如想像小腹裡有杯聖水、有塊寶玉，或有盞明燈等都可以。

練氣功有下面兩種好處。

訓練呼吸肌

氣管的結構性狹窄是沒辦法改變的，但是如果我們的呼吸肌很強壯，吸氣的力量、呼氣的力量都很大，那麼即使氣管狹窄，也同樣可以將足夠的氧氣吸入，並及時地將廢氣排出，這就是訓練呼吸肌的好處。

呼吸肌存在於肋部與腹部。一般情況下，我們只須動用肋部的呼吸肌就已足夠，不夠用的時候才會使用腹部的肌肉。比如我們久不運動，突然跑一千公尺，晚上一定會覺得腹部肌肉痠痛，這就是因為跑步時呼吸運動劇烈，光靠肋部肌肉已不足夠，因此才動用了腹部肌肉。

激發肺臟潛力

雖然慢性阻塞性肺病的病人肺臟裡已有許多肺泡失效，但還是有潛力可挖掘的。因為我們的肺臟裡有上千萬個肺泡，有不少平常都沒有用上，處於休息狀態，尤其是肺臟深處的肺泡。

藉由緩慢地呼吸，不斷增強呼吸肌的力量，就能把氣體引入到這些肺泡裡，使之從休息狀態變成工作狀態。

另外，慢性阻塞性肺病也應該像治療感冒那樣，經常按摩背部的肺俞、風門、大椎，以及腰部附近的腎俞、脾俞、胃俞。如果可以的話，經常沿著背部的督脈、膀胱經（見第二十五頁圖）刮痧、拔罐，也能產生類似的效果。

刺激這些穴位的好處，一方面是能夠提高人體的免疫力。在「感冒」的文章裡曾經提過，背部有不少平常沉睡的免疫細胞，藉由刺激穴位，能夠將之喚醒。另一方面，刺激穴位能夠降低氣管的高反應性，可以參閱第四十八頁的「氣喘」。

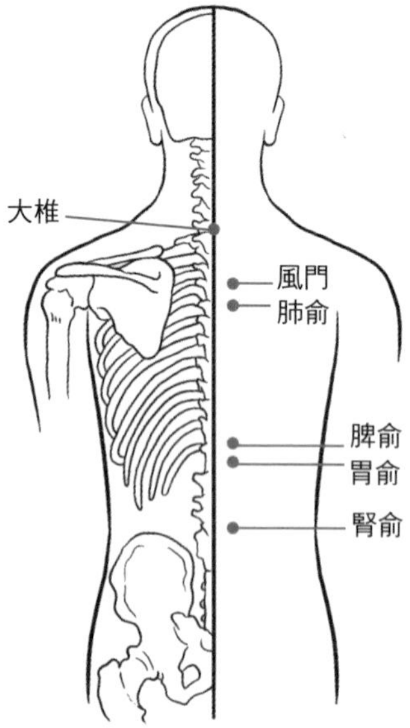

朱醫師小叮嚀

對於慢性呼吸衰竭病患，長期使用氧氣（每天給予超過十五小時）可延長他的壽命。空氣裡的氧氣含量只有二十%，人工製的氧氣濃度可就高多了，吸一口氧氣，可以抵吸幾大口普通的空氣。

透過吸氧，能夠改善慢性阻塞性肺病病人體內缺氧的狀態，體內氧氣一旦補充到正常水準，紅血球的數量就會慢慢減少，血液的黏稠度也就相對下降了。

吃出來的痛風病

前幾天才碰到一個患者，手指痛了好幾天，外科的醫生看診說這是手指扭傷，雖然他一直強調他根本沒有受傷，但醫生還是開了些藥膏讓他搽，結果毫無效果。

我問了幾句，知道他整天出入於花天酒地、聲色犬馬、山珍海味的場所，於是我一下就想到了一個病：痛風。

「痛風？我怎麼可能得這個病呢？」病人很不解。

我拍拍他的肩膀，跟他開個小玩笑：「這是富貴病，得了它說明你的生活太優渥了。」

我對症治療，很快他的症狀就完全消失了。

什麼是痛風？最直接的解釋就是：「痛風痛風，痛得發瘋！」

簡單地說，痛風的原理是病人血液中的尿酸含量長期過高，終於有一天這些尿酸在四肢關節等處大量地沉積下來，沉積的尿酸引發了白血球的攻擊，於是造成了劇烈的局部炎症，也就引發了劇烈的疼痛。

尿酸是體內代謝的產物，屬於酸性物質，絕大部分（三分之二）要透過尿液排出，只有少部分（三分之一）是透過大便排出。

此病與糖尿病、肥胖病等都屬於「富貴病」，當人們的物質生活水準不斷提高後，這種病才越常見。

大腳趾是最常見的發病處

痛風的典型症狀就是在沒有外傷碰撞的情況下，病人的腳趾、手指、踝關節、膝關節等四肢的關節突然有一處出現劇烈的疼痛，疼痛的局部皮膚溫度明顯上升，皮膚表面看上去也是紅通通，摸上去炙熱燙手。

痛風影響的關節主要是在下肢，尤其是腳上的大腳趾處最為常見。根據「無原因突然發病」、「四肢某一個關節紅腫熱痛」這兩個特點，基本上就可以確定是痛風。

雖然血中的尿酸長期增高是引起痛風的關鍵，但是在痛風真正發作時，抽血檢查血尿酸，往往會發現並沒有異常，所以這個檢查對於確定痛風的診斷也沒有太大的幫助，並非必查項目。

如果病人在發病前曾經檢查過血液發現血尿酸增高，那麼在以上症狀出現的時候，診斷為「痛風」可以說就有極高的把握了。尤其是疼痛發生在腳趾上，且又符合上面說的條件時，那診斷為痛風幾乎就是百分之百的肯定。

另外，對於一些痛風反覆發作的病人，由於其體內的血尿酸鹽（尿酸在血中主要與 Na 結合成為尿酸鈉鹽，就像食鹽 NaCl 那樣）不斷地在某些部位沉積，久而久之就會在局部形成一種黃白色的硬物，學名叫作「痛風石」。看到這個痛風石，就很容易判斷是痛風了。

在臨床上也有一些病人，在痛風發作時會有手指、腳趾疼痛的症狀，但程度並不劇烈，局部也沒有明顯的紅、腫、發熱。

相對於跌打扭傷這些病來說，痛風出現的機率還是小很多的，這樣一來，有些醫生見得少，想不到這個可能倒也不足為怪。

尿酸過高，是痛風的禍首

我再詳細解釋一下尿酸是什麼東西。

就像紙張燃燒最後會變成炭，可以說炭就是紙張的代謝產物；而尿酸就是嘌呤代謝的產物。每天我們體內都有大量的嘌呤在進行代謝。在正常情況下，體內產生的尿酸並不會太多，這些尿酸會進入血液，被運輸到腎臟，混進尿液裡排出。

一旦尿酸生成得過多，又或者腎臟排泄尿酸過少，就會造成痛風發作的基礎。也就是血液中尿酸過多，尿酸濃度過高，這就叫作「高尿酸血症」。

至於為什麼尿酸生成過多，又或者腎臟排泄尿酸過少，原因可分為先天與後天兩種。

先天性是因為基因缺陷導致嘌呤代謝產生的尿酸過多，或者導致腎臟很難將尿酸排泄出去，像這種情況，由於目前還沒有搞清楚究竟是由哪些基因缺陷引起的，因此也就不可能進行根治。

後天性的原因很複雜，比如糖尿病、高血壓、動脈粥樣硬化，這些病都可能導致腎臟功能的異常（詳見這些疾病的專門章節），自然就會使腎臟排泄尿酸減少。而後天性引起高尿酸血症的，通常最後發展為痛風的機率會明顯小於先天性的。

高尿酸血症不一定會使痛風發作

痛風要發作起來，一定是因為有高尿酸血症的緣故。但是，高尿酸血症並不一定會導致痛風的發作。一百個高尿酸病人中，也只有五到十個人真正會有痛風發作，其他人如果不是去抽血檢查，將不會發現有任何異常，也不會有任何的不舒服。甚至有不少人長期都有高尿酸血症，但他們終其一生，都不會有痛風出現。

為什麼會這樣？目前還很難解釋清楚，現在且來說那五到十個人是怎樣出現痛風的。

尿酸在血液中主要是以尿酸鈉鹽的形式存在。我們都知道海水煮鹽的道理，將海水加熱使水分蒸發，氯化鈉的濃度會越來越高，終於超過了溶解的上限而變成了白花花的食鹽晶體。同樣地，當血尿酸增高，血液中的尿酸鈉鹽濃度就會超過正常值，也就有像氯化鈉那樣變成晶體的可能。

在四肢的關節，尤其是腳趾關節，特別是大腳趾關節這裡，尿酸鈉鹽找到了機會。腳趾關節承載著全身的重量，可以說是人體承受重量最大的關節，因此容易損傷。損傷就意味著血管破裂，容易滲出更多的血液來，也就是說相當分量的尿酸鈉鹽能夠進入腳趾關節裡。

而腳趾關節附近偏偏又是溫度比較低的地方，俗語說「寒從腳起」，就像冬天腳會覺得特別冷。當溫度越高，液體溶解物質的能力就越強，反之則越弱。大量尿酸鈉鹽進入一個溫度低的環境後，就有可能產生出許多尿酸鈉鹽的晶體，沉積於關節。

尿酸容易在關節處結晶的另一個原因是，這裡的體液環境酸鹼值往往偏低，也就是屬於偏酸性。根據「同類相斥」以及其他簡單的化學原理，在偏酸性的液體裡，酸性物質的溶解度當然會遠遠小於在鹼性液體裡，也就是在酸性環境中，尿酸析出成為晶體的可能性要更高。

種種原因結合起來，結果就是關節處的細胞突然發現身邊多了一堆「外來客」——尿酸鈉鹽結晶，自然非常不爽，於是迅速召喚白血球對這些侵入者進行攻擊。於是大批白血球趕來，局部的炎症就這樣迅速產生了，有炎症就有疼痛，於是疼痛也就讓人發瘋了。

為什麼痛風發作的時候檢查血尿酸可能發現血尿酸值並沒有增高？因為血裡的尿酸變成固體，從血液中沉積出來了，血中的尿酸當然會明顯降低，這時候檢查，就很可能發現血尿酸值並不高了。

痛風發作的三大誘因

高尿酸血症是痛風的基礎，但長期的高尿酸血症要真導致痛風發作，往往是由以下幾個誘因引起的。

一、喝酒：心情高興喝點小酒，先是借酒發瘋，高興過後，繼而就是痛得發瘋，這樣的病例在臨床上見得太多了，喝酒導致痛風的機制大概有以下幾點。

● 酒精進入體內後，其代謝產物中有個叫「乳酸」的物質，這東西增多後，將會抑制腎臟排泄尿酸，尿酸無法排出，就會大量積聚於體內。

- 酒精能夠促進嘌呤代謝的速度，使得尿酸的生成大大增加。
- 酒本身就含有大量嘌呤的成分，也就是說，喝的酒越多，體內吸收的嘌呤越多，尿酸也就產生得越多。

二、**海鮮：**海鮮是好吃，不過裡面嘌呤含量實在太高，會造成體內尿酸的迅速增長。

三、**火鍋湯底：**湯煮得越久，嘌呤濃度就越高。

【二十％的痛風患者會死於腎功能衰竭】

痛風給病人帶來的最直接的壞處是關節疼痛，但與它對腎臟造成的損害相比，這點疼痛根本算不得什麼。

尿酸鈉鹽除了常沉積在關節處，還會沉積在腎臟，如果沈積在腎臟組織裡，那就會導致腎臟炎；如果沈積在輸尿管等管道裡，那就是腎結石、輸尿管結石。

在腎臟中沉積最壞的結果，就是造成腎功能衰竭。根據統計，大約有二十％的痛風患者最終會死於腎功能衰竭。所以，腎臟病變才是痛風最大的危害。

迅速止痛靠秋水仙素

痛風發作的時候要迅速止痛倒並不困難，因為有一種叫作「秋水仙素（Colchicine）」的特效藥。

當尿酸鈉鹽在關節處沉積時，局部的細胞會釋放出一種叫作「白血球介素Ｉ」的物質，它會召喚更多的白血球過來，進而導致劇烈的炎症，而秋水仙素則可以抑制白血球介素Ｉ的產生。

另外，各種消炎止痛藥也可以用於對痛風進行控制，比如市面上也有些常見的抗痛風藥，同樣也能夠控制炎症，使得白血球不再向痛風發作的關節處進行增援，但是這些藥的效果就比不上秋水仙素了。

不過，**秋水仙素**也有個問題，就是**出現副作用的機率比其他藥物要大，主要是會引起胃腸道的副反應，比如噁心、嘔吐、腹瀉等**。如果吃了這個藥出現明顯的不舒服，那就不要再吃了。另外還要注意，這個藥也不能使用太多，假如你吃了一片沒有效果，千萬不要像吃感冒藥那樣任意增加，**吃多了是有可能中毒的**。

「左病取右」、「下病取上」的穴位療法

除了內服藥物外，外敷的藥物也要經常使用。中藥的話，就是消腫止痛、活血化瘀的藥膏，主要是以中藥成分為主。

除了藥物，穴位治療也是可選之策，但要注意，千萬不要在疼痛的那個關節進行選穴。因

為局部已經非常疼痛了，如果你在局部再按壓、針灸，那只會更加疼痛。

正確的方法是採取中醫講的「繆刺」，就是「左病取右，右病取左，上病取下，下病取上」的方式。比如是**左邊大腳趾痛的，就要刺激右邊大腳趾相對應的地方，這叫作「左病取右」；左邊大腳趾痛的，那就在同側手的大拇指附近取穴，這叫作「下病取上」**；**又或者是左邊大腳趾痛的，那就在對側手的大拇指附近取穴，則是結合「左病取右，下病取上」的治療方式。**

刺激的方式一般是採用針灸，如果只是按壓的話，那得用比較大的力氣，否則刺激量可能達不到要求。而穴位治療的原理是像下面的說明這樣。

阻止疼痛信號上傳

左腳、右腳神經接受器感覺到的刺激信號，都會透過脊髓等神經通路上傳到大腦，而使大腦產生感到疼痛的信號。左右兩股信號之間是會產生競爭的，也就是說，誰的信號強，誰就更容易傳到大腦處被大腦所感知。因此當左腳痛時，大力刺激右腳，右腳的信號就會蓋過左腳，使疼痛的感覺明顯減輕。

此外，按壓右腳的穴位，還會使大腦釋放出內啡肽這類鎮痛物質，同樣能使疼痛減輕。

消炎

按壓另一邊的穴位，還能強化免疫力，對於控制炎症一定的效果。

管好嘴，多喝水

治療痛風真正的困難在於預防疾病的反覆發作，要做到這一點，病人就得注意控制血尿酸。最主要的工作，就是管好自己的口，以及注意食物的選擇。

少吃高嘌呤食物

比如海鮮、火鍋湯底（尤其是濃肉湯）、酒。另外，動物內臟，比如豬肝、雞肝等，也是高嘌呤類食物，同樣應當能免就免。

嚴格來說，禽類、河鮮等各種肉食，其嘌呤含量雖然難以與以上四種相提並論，但含量也是比較多的。不過，如果一開始就要求病人把這些東西都給戒了，那我覺得實在沒有天理，不吃肉，就等於讓病人從此出家當和尚，那人生還有樂趣嗎？

所以我一般會建議病人首先避免前四種食物即可，再配合以下說的方法同時進行控制，還要定期進行血尿酸測定，如果仍然是偏高或者再次出現痛風發作，那時才建議病人考慮一下「當和尚」的辦法。在我看來，這也可謂是「人性化行醫」了。

多吃蔬菜水果

一來蔬菜水果含的嘌呤量不高；二來，也是更重要的，它們多屬於鹼性食物。

鹼性食物吃進體內，並不會使血液中的酸鹼度發生什麼改變，但對於關節附近的液體，卻可以使之鹼性上升；同時，尿液中的pH值也會升高。

pH值增高，就意味著尿酸難以在關節處沉積，痛得發瘋的機會也就會明顯下降。此外，也意味著尿酸難以在腎臟處沉積，痛風病最大的危害——腎功能衰竭的可能性，亦會變得微乎其微。

多喝水

痛風時還有一個很重要的治療方式，就是多喝水，喝得越多越好。這樣能夠稀釋血中的尿酸鈉鹽濃度，使原先沉積在關節處的尿酸鈉鹽又需重新溶解。此外，喝了大量的水，自然要排大量的尿，於是大量的尿酸也會隨尿排出。

朱醫師小叮嚀

以上三種方法對於預防痛風發作具有確實的價值，不過它們並不是萬能的，即使三管齊下，還是會有一些患者的尿酸控制不佳，這時候就需要藥物的說明，常見的有別嘌呤醇等。

值得一提的是，別嘌呤醇是可以降低血中的尿酸的，但在痛風發作的時候，可千萬不要去吃它，原理我沒有深究過，我只知道這樣做的話，可能會導致疼痛更加劇烈！切記切記。

如果真能按照上面說的去做，痛風一般是可以控制穩定的。患有高尿酸血症的病人中也只有大約十％最後會發展成痛風，何況還做了預防措施呢！

第二章

外科常見病，輕鬆就搞定

頭越低，脖子老得越快的頸椎病

如果你經常脖子痛，且頸部有一種僵硬的感覺，那麼你就要警覺到這可能是頸椎病。

頸椎病，又稱頸椎症候群，這種病極其常見，基本上坐在電腦前的人都會有頸椎病。

據我們科的老醫生說，十幾年前他一個月也看不到幾個頸椎病病人，而且罹患頸椎病的基本上都是五十歲以上的人。而今天，光我自己看的病人中，每個月都有幾個不到二十歲的「小朋友」。

頸椎病是因為頸椎的椎間盤、頸椎椎體，以及周圍的肌肉、韌帶等發生了老化、退化，或者說是退化性病變。

所以請你記住，頸椎病的核心關鍵字就是「老化」，這個老化，既包括了硬梆梆的頸椎，也包括了柔軟富有彈性的頸部肌肉等軟組織。

頸椎病最常見的七種類型

這個病最容易引起的症狀是脖子痛，但這並非唯一症狀，其他的還有頭暈、手麻甚至四肢無力等症狀。一般是根據不同症狀，將這個病分為七個類型，每一種類型都有明顯的特點，可以歸納為七種最常見的類型。

最常見、病情最輕的頸型頸椎病

●症狀：頸肩部疼痛，但疼痛往往不是一直出現，經常是在長時間看電腦或開車後明顯加劇。這一型的頸椎病在臨床上最為常見，而且相對其他幾種類型而言，這一型的症狀是最輕的。

基本上所有使用電腦，或者長期低頭工作，年齡在三十歲左右的人，如果覺得脖子痛，一般都是由頸型頸椎病引起的。

如果不加以注意，日後輕度就可能朝重度發展，最後演變成以下其他幾種類型。

●原因：這一型以頸肩疼痛為主要表現，疼痛的原因主要有兩種。一是椎間盤輕微地突出後，引起了局部的炎症；二是肌肉的退化。不過根據我的臨床經驗，第一個原因並不是主要的，引起疼痛的更主要原因是後者。

長時間看電腦的時候，脖子一定得保持頸部屈曲的姿勢，在這個姿勢下，頭部由於地心引力的牽引會向下墜，如果頸肌不收縮把頭固定住，那你的頭就會撞到電腦螢幕上去！

另外，為了彌補椎間盤退化帶來的頸椎不穩，頸部肌肉也只好長時間用力收縮，以對頸椎加強鞏固。

肌肉長期收縮本身就會導致疼痛，原因是肌肉收縮產生了大量的乳酸等代謝性物質，肌肉的血液循環又無法將之迅速運走，乳酸積聚在局部刺激神經末梢就會產生疼痛。這個道理，和我們大量運動，如打球、跑步後，雙腿痠痛無比的道理一樣。

肌肉長期收縮還會造成某些肌肉細胞的壞死，這些累死的細胞不會再生，只會被瘢痕組織代替。在頸痛病人的脖子上可以摸到一些硬結，這些硬結就是瘢痕組織。

和肌肉細胞相比，瘢痕組織是硬邦邦沒有什麼彈性的，這樣就會對局部的微小血管產生壓迫使其變窄，使局部的血液循環惡化，結果是肌肉收縮後產生的乳酸等致痛物質更加難以被及時運走。若頸部肌肉裡面出現了大量的小瘢痕，就可以稱這種情況為「肌肉的老化」。

最痛苦的神經根型頸椎病

● 症狀：像頸型頸椎病患者一樣有頸肩部疼痛的症狀，但一般來說疼痛程度要比頸型頸椎病更重。這兩者最大的區別是患者可能會感到上臂不適，比如疼痛從脖子開始一直放射到上肢，又或者感覺到某個手指、上肢的某一部分「發麻沒有感覺」，再或者只要輕輕活動一下脖子，就感覺像觸電般有一股電流從頸部一直傳向手指。

● 原因：突出的椎間盤或者增生的骨刺會對神經根產生壓迫，造成局部的炎症、水腫，於是疼痛就會沿著神經一直向上肢傳遞過去。除了疼痛，麻木也是神經被壓迫、受損傷的表現。

最暈眩的椎動脈型頸椎病

● 症狀：會感到極度的頭暈，覺得似乎整個世界都在天旋地轉。而且這種頭暈與頸部活動關係非常密切：如果平躺在床上，脖子完全不動，可能一點頭暈的感覺都沒有；但只要一轉動脖子，或者快速起床（起床的時候一定會動到脖子，不信你可以試試脖子保持完全不動，看能不能從床上起來），頭暈立刻撲天蓋地襲來。

●原因：最常見的原因，是突出的椎間盤、增生的骨刺，刺激到了交感神經，透過神經反射使椎動脈產生痙攣收縮。另外，也可能會對運行在脊椎旁的椎動脈產生壓迫，只是這種情況很少見。

但無論是哪一種情況，椎動脈都會變窄，結果是透過椎動脈供應給大腦的血流明顯減少，病人就會感到非常暈眩。這時，頸部一旦活動，可能就會使交感神經更加受刺激，或是椎動脈更加受壓迫，結果椎動脈變得更窄。這就是為什麼病人如果平躺在床上，頸部不活動的時候還比較舒服，但一旦轉脖子就會暈得天旋地轉。

最難治的脊髓型頸椎病

●症狀：罹患這類型頸椎病的患者是最不幸的，只有手術治療這一種方法。如果不做手術，患者可能會在若干年後四肢癱瘓，再也動彈不得；然而手術的風險又比較大，一旦手術失敗，就會四肢癱瘓。真可謂做也死、不做也死，所以這一類型的頸椎病最為難治。

患者的頸肩部可能完全沒有不適，而主要表現為四肢無力、麻木。尤其有一個很特殊的症狀，就是**病人會感到腳底就像是穿了七、八層的棉襪，即使光腳踩在地上亦無暢快感。這個症狀可以稱作「厚襪子感」**，一旦出現，首先就要考慮這種病的可能。

但要確診這個病，必須要做頸椎核磁共振攝影（ＭＲＩ），影像學可以看到頸椎間盤直接壓迫著脊髓，這樣才能明確診斷。

●原因：此型的頸椎間盤突出很明顯，會一直突出到脊髓腔內，直接壓迫到脊髓神經。如果不進行治療，這個頸椎間盤甚至會一直突出下去，直到把整條脊髓給攔腰截斷。四肢的感覺要藉由脊髓神經上傳到大腦，大腦的信號與指令也要通過脊髓神經下傳到四肢，脊髓受壓，自然就會導致四肢麻木、無力。

最煩人的交感型頸椎病

●症狀：這個病的症狀很複雜，患者可能會感到心慌、胸悶、失眠、出汗等，但在做了一大堆檢查後又可以排除掉心臟、肺臟等處的疾病，醫生一般都是在患者檢查繞了一大圈後才會考慮到這個病。

●原因：突出的椎間盤、增生的骨刺，可能會對頸椎旁的交感神經產生刺激。交感神經屬於自律神經系統，人體的各個內臟，如果有什麼問題，都會透過自律神經向大腦彙報，如今交感神經受到了刺激，也就代表會有錯誤的資訊向大腦傳遞。比如如果心臟缺血，就會透過自律神經向大腦傳遞出胸悶的感覺信號，但現在交感神經受到刺激，即使心臟一點事都沒有，大腦也可能會接收到同樣的信號。

最少見的食道型頸椎病

●症狀：病人會感到咽喉部不適，一般也會診斷為慢性咽喉炎，但是怎麼治都沒有改善，而且之後還會出現進食困難、吞不進食物的大問題，醫生也往往在這個時候才會考慮到這個病。不要怪醫生水準不高，實在是這個類型很不常見。這個病要確定診斷，必須要靠做頸椎核磁共振攝影檢查才比較保險。

●原因：為了維持頸椎的穩定，椎骨會長骨刺，如果這個骨刺越長越多，一直向食道方向蔓延過，就會對食道產生壓迫，造成相應的症狀。

最複雜的混合型頸椎病

●症狀：顧名思義，這種病人可能會在以上六種類型中挑選幾個集於一身，最常見的是「1＋1套餐」，既有頸痛（頸型），又有頭暈（椎動脈型）。此外，還可能有「1＋2」、「2＋2」等多種組合，所以這一型可稱為是最複雜的。

「好脖子」檢查法

除了以上所說的各種症狀，以下的檢查很簡單也很有效，你自己都可以做。比如**按壓脖子、肩部，可能會發現有多處壓痛點；或者發現某個地方按下去似乎皮膚下面有個硬結，在硬結處揉搓一下，可能會聽到咯吱咯吱的聲音；又或按壓頸椎的棘突，可以聽到「咯嘣咯嘣」響等。**

照X光也是頸椎病的常規檢查，但是在臨床上我往往不會強求病人去照，原因是有經驗的醫生，靠聆聽病人的症狀，再用手觸摸檢查一下，基本上就可以判斷。

但如果碰到了懷疑是脊髓型、食道型的病人，那就沒得商量了，我一定會要求病人去做檢查，而且必須要去做核磁共振攝影，一來是這兩種類型只有做核磁共振攝影才能確診，二來它們也只能利用手術解決，而且是越早做手術越好。

最麻煩的就是交感型，非得給病人做一大堆心臟、肺臟的檢查，把其他可能都給排除掉了才敢確診。

也有另一種確診方法，就是先按照頸椎病進行治療，如果交感型的症狀消失了、好轉了，那就可以反過來推證為交感型頸椎病，這招也很管用。

【中西醫看頸椎病】

中醫認為，頸椎病的內因在於腎虛。腎虛可能是由於年紀大了，也可能是由於過度勞累，比如年輕人經常坐在辦公桌前工作、徹夜玩電玩就會造成腎虛。中醫理論認為「腎主骨」，腎虛，骨骼就容易出問題，頸椎這個骨頭做的東西自然就無法不被累及。

外因則與風邪、寒邪、濕邪有關。例如在冷氣房裡待得久了，如果脖子正好對著出風口，吹久了往往就會引起脖子疼痛，因為冷氣吹的風，正好就是集風、寒、濕於一身的「外」。在「內憂外患」交織之下，就會造成頸椎受損，局部經絡氣血不通，引發各種症狀。

而從西醫的角度看，頸椎病最關鍵的還是在於椎間盤的退變，換句話說其實就是老化。自從電腦出現後，椎間盤退化的速度更大大加快了，原因是我們用電腦的時候，脖子得長時間保持低頭屈曲的姿勢，椎間盤所受到的壓力要比抬頭挺胸時所受到的壓力大上一倍左右，工作強度加大了，當然老化的速度就會明顯加快。

最有效的頸椎病經絡按摩操

對於脊髓型、食道型的頸椎病，以及嚴重的神經根型頸椎病，沒有其他辦法，只能利用手術治療。

幸好，在所有頸椎病患者中，只有五%左右需要手術，其他的，都沒有必要。

我最喜歡的療法是針灸，先說一下我常用的取穴。

- **風池**：後頸部，髮際線凹陷處。
- **夾脊穴**：尤其是退變椎間盤旁的夾脊穴。夾脊穴位於每個頸椎棘突兩側各旁開半寸處。要找到退變椎間盤旁的夾脊穴，如果能做頸椎的核磁共振攝影、電腦斷層攝影那

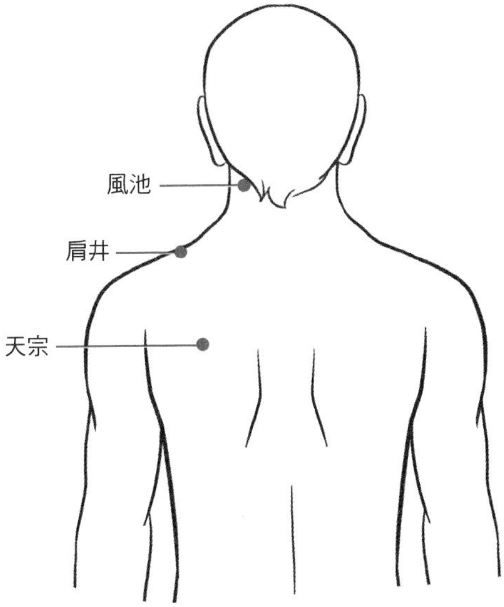

是最好的，如果沒做，一般也容易找到，從上往下，一個個夾脊穴按壓，通常按壓最痛的那個就是退變椎間盤旁的夾脊穴了。

- **肩中俞：**第七頸椎棘突下旁開兩寸，約三指橫幅寬度。
- **肩井：**大椎與肩峰端連線的中點。
- **天宗：**肩胛部，岡下窩中央凹陷處，與第四胸椎相平。

除了以上這些常用的穴位，針對各種類型的頸椎病，使用起來又有所不同。

頸型頸椎病

這一型可以採用自我按摩的方法，所有穴位都要按順序按摩到，我將此稱為「頸椎病經絡按摩操」，方式如下。

一、首先以拇指按壓兩個風池穴，重按三到四下。

二、在最上面的頸夾脊穴到最後一個

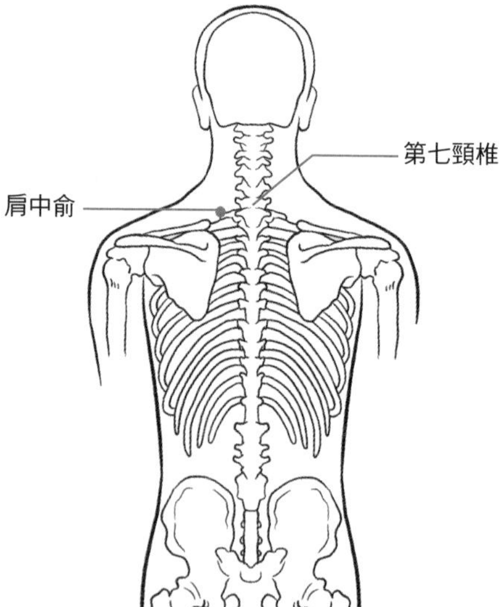

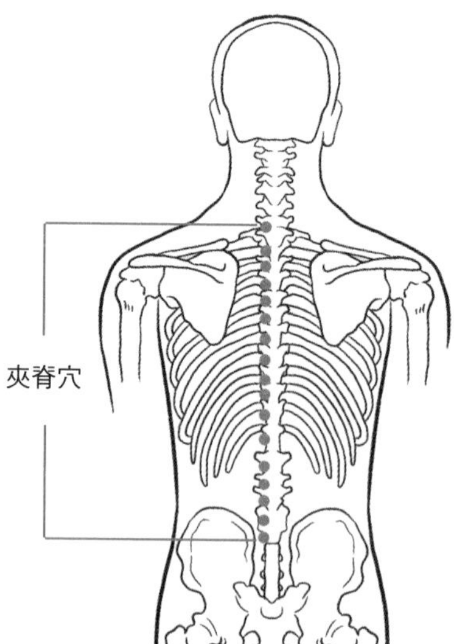

頸夾脊穴連成的線上，用拇指進行反覆的滑動，按壓五次。

三、重按兩個肩中俞穴，每穴按五次。

四、重按兩個肩井穴五次。

五、按壓兩個天宗穴五次。

這樣一套動作下來，就叫作「頸椎病經絡按摩操」了，從中醫的角度說，這樣能夠疏通頸肩部的經絡，使氣血通暢，解決「不通則痛」的故障，疼痛自然就會消失。

從西醫的角度解釋，由於頸型頸椎病引起疼痛的主要原因是頸肩部肌肉長時間收縮，而按壓以上穴位，可以使肌肉得到迅速舒緩、放鬆，並且能夠促進局部的血液循環，使得局部累積的乳酸等致痛物質儘快被運走，如此就可以迅速地消除疼痛症狀。

如果你的頸痛是最近才出現，那麼只要按摩後，就可以完全搞定。不過通常來醫院的病人，往往都是頸痛了很久很久，實在沒辦法了才想到來找醫生。這些人的肌肉，已經出現老化了，按壓尋找一下，一定能夠找到有硬結的地方，也就是瘢痕組織形成的地方。這些硬結位於皮膚下面，單靠在皮膚外進行按摩，如同隔靴搔癢，是很難真正觸及這個硬結的，所以一定要進行針灸。

針灸除擁有上述按摩穴位所具有的作用外，刺激量更大，作用力更強，更重要的是能夠鬆解瘢痕組織對周圍血管的壓迫。

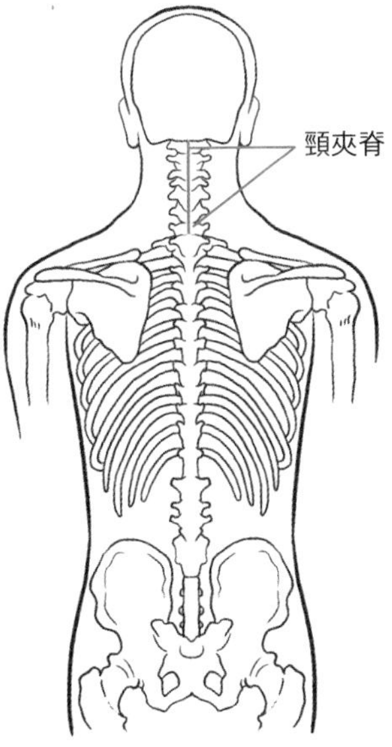

重點選風池，以及之前提到的頸夾脊穴的第一個到第三個。

根據臨床經驗，椎動脈引起的頭暈主要是由最上面那幾個頸椎間盤退變引起的，所以它們就是治療的重點。

椎動脈型頸椎病

我舉一個典型的病例。曾經有個病人是來看胃病的，當他從治療床上坐起來時突然感到頭暈，天旋地轉，而且是一轉脖子就暈得更厲害，完全符合椎動脈型頸椎病的特點。

當時我馬上在上面所提到的幾個穴位處扎針，再接上電針機。治療幾分鐘後，病人感到自己的頭暈症狀慢慢減輕，眼睛也可以慢慢睜開了，過了二十分鐘後，病人的頭暈症狀就完全消失了。

還有另一個病人，有天晚上打電話給我，說突然感到頭很暈，著急地問我該怎麼辦。我在電話裡問了一下，初步判斷是典型的椎動脈型頸椎病，於是我讓他把電話給他太太，我告訴對方，趕快讓病人躺好，然後按壓上面所說的穴位。過了半個小時，那病人回電說，頭暈已經緩解了。

椎動脈型頸椎病往往因交感神經受到刺激而使得椎動脈收縮變窄，而對這些穴位進行刺激後，透過神經感受器傳入的信號能夠干擾並阻斷突出的椎間骨、骨刺等對交感神經的刺激，這樣一來，椎動脈即可重新擴張開來。

不過，椎動脈型頸椎病發作起來，並不能只靠針灸、按摩。為了儘快解除病人的暈眩症狀，往往還要配合藥物，使椎動脈儘快擴張開來，改善椎動脈的供血。

神經根型頸椎病

主要採用夾脊穴，而且是壓痛最明顯的那個夾脊穴。

此外，還得沿著疼痛放射的方向選擇相應經絡上的穴位，比如疼痛如果放射到大拇指上，就應該沿著手太陰肺經選擇相關穴位，如果疼痛放射到小拇指處，就應該在小腸經上選擇一些穴位。

神經根型頸椎病我不建議讀者自己進行處理，因為這種病疼痛比較劇烈，光靠自我按摩穴位並不夠，還需要進行針灸，甚至要配合其他的一些治療才能有良好的效果，因此還是去醫院讓醫生幫你治療比較好。

由於疼痛的原因是神經根受壓迫後引起局部炎症水腫，所以治療的目的就是消炎鎮痛，按摩穴位雖然也有這樣的效果，但力度

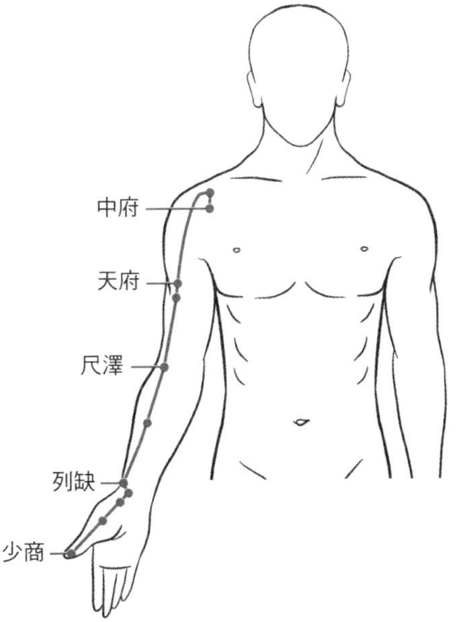

▲小腸經

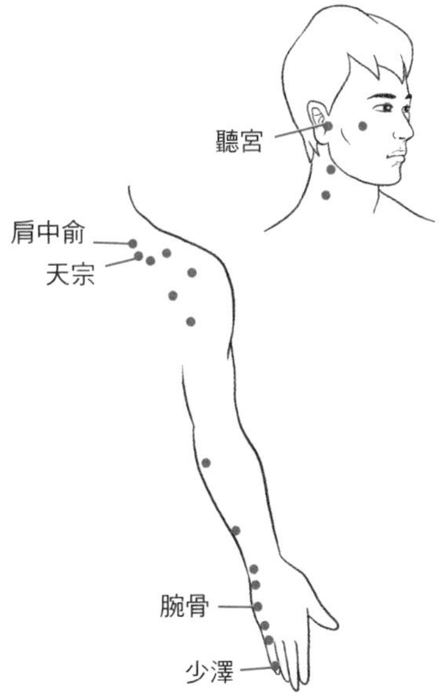

▲手太陰肺經

不夠，必須要針灸才能達到那種程度。

症狀嚴重的神經根型病人，光靠針灸可能也還不夠，往往還需要配合服用一些消炎鎮痛藥物，以儘快地消除疼痛。

交感型頸椎病

交感型的取穴和頸型差不多，但是由於它引起的症狀比較複雜，所以臨床上往往還需要配合一些其他穴位。至於如何加用其他穴位，要請醫生去判斷。

【扳脖子只適合頸椎歪斜初期】

除了針灸、按摩外，治療頸椎病常用的方法還有正骨整復手法，也就是俗稱的「扳脖子」。這個治療做起來是有點兒嚇人的，醫生會扳住你的頸椎，突然向左或向右一轉，病人自己往往就會聽到「喀嗒」一聲，嚇出一身冷汗。

對於剛剛發生歪斜的頸椎病患者，這種整復手法很好很有效，但對於那些頸椎已經歪了很久，周圍的骨刺等都已經長好了的患者，建議整復手法要少做，而且要謹慎一點做。

朱醫師小叮嚀

有句成語叫作「高枕無憂」，它實在是害人匪淺，許多人就是受這句話的影響，喜歡將枕頭墊高了睡覺。本來睡覺的時候正好是頸椎間盤放鬆休息的時候，一睡高枕頭，就等於讓脖子又處於一個如同低頭屈曲般的姿勢。頸椎間盤累了一天，這時還得繼續加班，可想而知其退化的速度會更加提升。

正確的睡覺方法，最好是臉朝天仰臥在床上，而且要注意的是，枕頭不要枕在頭下，而應該枕在脖子下。從這個意義上說，「枕頭」的名稱應該改為「枕脖」才對。

選擇什麼樣的「枕脖」也很重要，應該說市面上一般的枕頭全都不合格，合理的枕頭應該是兩邊高、中間低。這是因為我們的頸椎正常情況下是有一個向後的曲度的，兩邊高、中間低，恰好能夠與這個正常的頸椎曲度相吻合，使得頸椎的每一處都能得到很好的休息。

腰椎間盤突出的自然療法

如果在活動後，比如彎腰扭臀等動作後突然出現腰部疼痛的症狀，這種情況很可能是是腰椎間盤突出。

除了腰痛是此病最主要的症狀外，很多人還會出現下肢放射性疼痛。最常見的，是疼痛好像沿著一根線，從屁股後面沿著大腿後側一直放射下去。出現這種情況的原因是椎間盤突出後對坐骨神經產生了壓迫，導致了坐骨神經痛。坐骨神經受壓迫，除了疼痛，還可能導致產生麻木的感覺，這是神經受壓損傷的結果。

一般而言，**如果突然出現腰痛，有八十％就是腰椎間盤突出症；再做平躺抬腿的測試，一般人抬腿角度可達到九十度直角，最少也大於七十度，假若抬腿時會痛或無法提高到標準高度，就更有確診的把握**。但要有百分之百的把握，則必須要做腰椎核磁共振攝影或者電腦斷層掃瞄才行。

而照X光並不能確診腰椎間盤突出症，因為只能看到椎體的異常，卻無法判斷椎間盤的準確情況。

是腰椎間盤突出，還是坐骨神經痛？

腰椎間盤的結構就像個餡餅，中間的餅餡，在醫學上叫作「髓核」，外面則包圍著纖維環，像是餡餅的餅皮，其作用是不讓裡面的「餅餡」跑出來。

腰椎間盤的纖維環和髓核都含有豐富的水分，具有良好的彈性。當我們平躺在床上，這是椎間盤最舒服的時候，它根本不受任何壓力，但只要我們一直起身，由於重力的影響，我們的頭部、肩膀的重量就會全部壓到腰椎間盤上面，此時椎間盤就會慢慢地變扁，結果就是人的身高亦會輕微地下降。年輕人由於椎間盤水分多、彈性好，所以這種身高的變化特別明顯。你可以做個實驗，每天起床時量一下身高，每天晚上睡覺前再量一次，兩次的身高相差可以高達一到兩公分，相當神奇。

腰椎間盤的髓核是體內最大的無血管組織，血球從來都不會到這裡巡遊，髓核要獲得營養，完全要靠周邊組織滲透過來。而我們有三分之二的時間都處於直立狀態，這就表示腰椎間盤一天要工作十六小時。在這樣大的工作強度下，腰椎間盤在二十到三十歲以後就會發生退變，髓核和纖維環含水量下降，彈性降低。

像橡皮筋之類的東西，在正常情況下彈性很好，伸縮自如；但退化後就會變得很脆，容易斷裂。腰椎間盤也一樣，尤其是纖維環，正常情況下，髓核再怎麼受壓變扁，直徑變大，纖維環也會伸縮自如，仍然把髓核包在裡面。但當髓核和纖維環退變之後，終於有一天，我們突然轉身或是活動時，腰椎間盤突然受到一個巨大的衝擊力，髓核突然受壓變扁，直徑突然變大，纖維環卻失去了之前的彈性，結果就是髓核衝破了纖維環的約束，突了出來！

所以腰椎間盤突出，指的其實就是髓核的突出。此時，免疫細胞會馬上就將之視為與病毒、細菌一類的敵人，並迅速展開進攻，而引起局部的發炎症狀。有發炎的症狀，就會產生疼痛，腰痛就這樣產生了。

至於坐骨神經痛，是因坐骨神經起源於脊柱，當髓核突出引起的發炎症狀波及神經，或者髓核直接壓到神經，就會導致疼痛從屁股後面一直放射下去。

腰椎間盤突出後，除了免疫細胞會一擁而上引發炎症外，脊柱旁的肌肉也會被牽連進來。這是因為人體的防禦機制是：**哪裡有疼痛，哪裡的肌肉就會繃緊、收縮。這樣的好處是使得局部不再容易活動，避免受到更大的損害**。但不好的地方是，肌肉一收縮，就會對局部的血管產生擠壓。血管一旦壓細，血液循環自然就會明顯惡化，這樣外面的新鮮氧氣、營養就難以進去，裡面的受損細胞等一大堆垃圾廢物也難以運出，結果就是病情好轉的速度大大下降。

腰椎間盤突出後引起的脊柱肌肉收縮，除了導致局部血液循環變差外，還會令腰椎間盤受到更大的壓力。這是因為脊柱旁的肌肉是從上往下排列的，收縮之下，壓力將全部加到腰椎間盤上。於是髓核本來已突出，再承受壓力，更是突上加突。

髓核突出來後會不會又縮回去呢？可能會，但大多數情況下並不會。不過不用擔心，突出來的那一部分髓核，就算不縮回去，也將失去水分，體積明顯萎縮，就算是原本突出的髓核對坐骨神經之類的組織產生了壓迫，也不會再有任何影響。

但是如果髓核突出來太多，使炎症遲遲不能消除，或是一直對坐骨神經等周邊組織產生壓迫，唯一的辦法是利用手術切除。不過幸運的是，在腰椎間盤突出症的病人裡，只有五%到十％的患者是需要手術的，其他九十％以上的患者，則完全不必去挨上一刀。

睡硬床，戴護腰

以下幾點，是腰椎間盤突出的治療法。

躺床休息

得了這種病，最好一天二十四小時都躺在床上。因為只要平躺著，腰椎間盤就不會受到壓力，髓核也就不會再輕易往外突出；而且脊柱旁的肌肉也會慢慢地放鬆下來，局部的血液循環也會得到改善。

一定要睡在硬床上

如果床舖太軟，躺上去後脊柱是彎曲的，由於重力的影響，上身的重量還是會有一部分壓到腰椎間盤上，臥床就會大打折扣了。

起床時要小心，起床後要戴護腰

雖然臥床有不少好處，但我也承認，如果長時間躺著，絕對會相當難受和無聊，所以病人難免會想起床走走、坐坐。這時就要注意。

首先，起床時要很緩慢地起來，否則你起得越快，突然間施加到椎間盤上的壓力就越大。

其次，起床後一定要戴上護腰，它是用鋼板之類的東西做的，戴上去後，上端可以頂到肋骨，下端則頂到盆骨，這樣一來，上半身的重量，會有相當一部分被腰圍分擔，減輕了腰椎間盤的壓力。此外，戴上護腰後，轉身、彎腰都會明顯受限，就能避免病人突然活動對腰椎間盤產生的損害。

有嗎啡效果的止痛穴位

如果病人能夠按照以上幾點去做，再配合上以下的穴位治療，通常很快就會好了。若是敲打按摩完穴位後能再平躺一會兒，椎間盤會得到完全的放鬆與減壓，如此更有預防的效果。

大腸俞、腰眼

大腸俞（第四腰椎棘突下旁開二指處）和腰俞（大腸俞旁開二指處）這兩個穴位都在腰椎間盤的附近，按摩它們有許多好處，包括：可以促進局部的血液循環，使腰椎間盤得到更多的營養；直接鬆弛脊柱旁的肌肉，使腰椎間盤受到的壓力減輕；還能夠促使人體釋放內分泌荷爾蒙，抑制腰椎間盤突出後引發的炎症。

此外，也能使人體釋放出腦內啡、強啡肽，這些都是具有類似嗎啡止痛效果的物質。

中脘、天樞

大腸俞和腰眼這兩個穴位都在腰部，需要他人幫忙。如果要自己按摩方便的，則可以按壓中脘、天樞。這兩個穴位都在肚子上，病人平躺在床上沒事時正好可以自己按摩。按摩的方法是輕輕向下按，反覆多次，按得越多越好。

這兩個穴位沒有大腸俞、腰眼那麼多用途，主要是釋放內分泌荷爾蒙、內分泌止痛物質，產生止痛效果，疼痛一減輕，脊柱旁的肌肉也會相對鬆弛下來，所以還有間接放鬆肌肉、改善腰部血液循環的效果。

腰痛穴

除了肚子上的穴位外，手上的腰痛穴（有兩個，一個在食指和中指骨節結合處，另一個在無名指及小指骨節結合處）自行按摩也很方便。這個穴位的作用原理與中脘、天樞基本上都差不多。

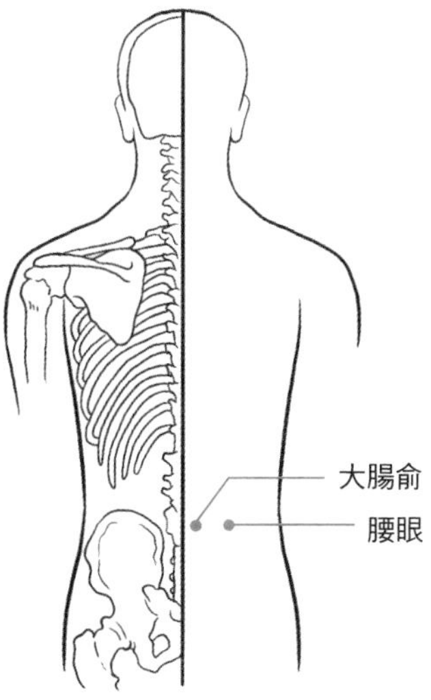

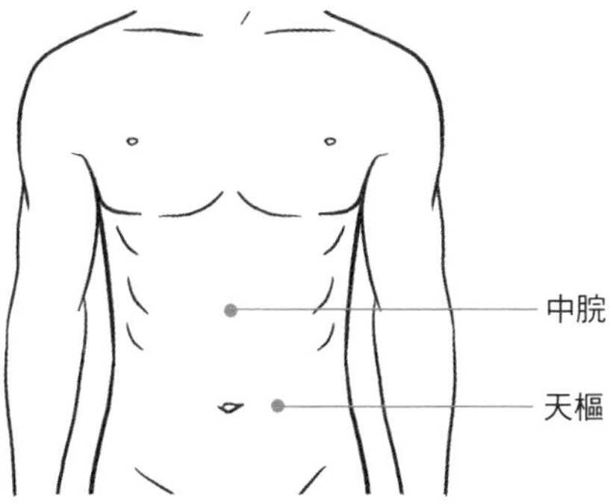

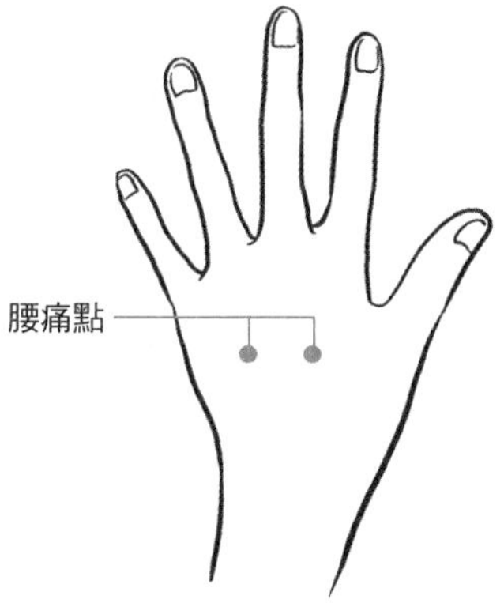

朱醫師小叮嚀

在我寫這個章節的前幾天，我母親就得了一次腰椎間盤突出症。當時她正在拖地，突然覺得腰部一陣疼痛。

母親在我的薰陶下，也是有些醫學知識的，於是連忙躺上床，接著打電話給我。當時我教她自己按壓手上的腰痛穴，要按到痠脹難忍的程度，每次至少要按五分鐘，雙手輪流按，按的次數越多越好。

下午時，母親說上午按了第一次後，腰痛就已經緩解了三分之一。但過了一個小時左右又開始痛了，不過繼續按穴位後，腰痛又能緩解。於是我讓她每隔一個小時按一次，兩隻手，總共四個腰痛穴。

第二天母親再打電話來，說腰痛已經明顯好轉。

要說明的是，為什麼按腰痛穴起效很快，但是過了一段時間後疼痛又會反覆？最主要的原因是，按摩穴位雖然能夠產生內源性止痛物質、內分泌荷爾蒙，但這畢竟不是水龍頭，一扭開就源源不斷，每按摩一次產生的內源性物質，過一段時間就會漸漸用完，所以症狀又會反覆出現。

而且，如果腰椎間盤突出非常嚴重、疼痛非常劇烈，那麼光靠上面的方法是不夠的。這時候你就只能是去醫院接受藥物，甚至手術治療了。

克服舉手維艱的五十肩

如果到五十歲時，你的銀行帳戶被凍結，裡面的錢不能使用，那將是一件多麼悲慘的事！

同樣地，到五十歲時，當你的肩關節不再靈活，動一動就可能引起疼痛，結果你再也不敢去活動肩膀，於是肩膀就像被凍結起來不能使用一樣，那也將是一件很不愉快的事。不過不用擔心，你只是得到五十肩（肩周炎），這個病並不難治。

肩膀痛，就是五十肩嗎？

此病一般是在五十歲左右開始發病，所以稱為「五十肩」。這種病的發病年齡很重要，比如，倘若是二、三十歲的年輕人肩膀痛，那基本上不用去考慮這種病的可能性。

五十肩有幾個明顯的症狀。例如：**向某個方向活動肩關節時會引起肩膀疼痛，因此不敢隨意活動肩膀、舉手、梳頭等，各種利用肩關節進行的活動都會明顯受到影響。還有，在肩關節處按壓，會找到一、兩個按下去特別痛的地方。**

如果去做肩關節的X光檢查，並不會發現骨頭的問題。其實照不照X光倒沒什麼關係，一般能夠符合上述幾點，診斷為五十肩就八九不離十了。

診斷五十肩雖然不難，但也要與以下的疾病進行區別，如果誤以為是五十肩一直治下去的話，那可是要出大事的。

肺癌

如果有腫瘤長在肺的頂部，也就是「肺尖」的地方，同樣也會引起肩膀痛。

由於肺尖離肩膀很近，此處的腫瘤壓迫局部神經，會產生疼痛的感覺傳入大腦，但大腦誤以為是肩膀在痛，而不能精確定位原來疼痛源自肺尖。

不過病人如果是肺癌引起的肩膀痛，在肩關節處按壓往往沒有明顯的壓痛點。另外，五十肩的病人通常是向某一個方向活動肩膀的時候才會感到疼痛，而向其他方向活動則沒有問題，相較之下，肺癌引起的肩痛則不具有此項特點。

冠心病

冠心病、心絞痛的時候，大腦通常都會感覺到胸部出現疼痛，但有些病人發病的時候，胸部不痛，反倒是肩膀痛，原因和上面所說的肺癌的道理一樣，是大腦誤判了。

不過這個病鑒別起來更加容易，除了以上在肺癌裡提到的方法外，還有一個重要的區別：冠心病、心絞痛不會一痛痛上幾十天幾個月的，一定是痛一會兒，休息一下，等心臟供血改善了就不痛了，然後活動一下才會再疼；而五十肩的肩痛不會斷斷續續，而是長久、沒有間隔的。

頸椎病

神經根型頸椎病，即頸椎病變壓迫神經時，也可能會出現肩膀痛。但這種病人一般同時有脖子痛，而且在肩關節處按壓不會發現壓痛點，所以一般很少會誤診。

外傷

運動員最容易得這種病。病人也會感覺肩膀痛，但如果仔細詢問一下，會發現患者在發病前有劇烈運動的情況，而且這種病人一般都以年輕人為主，與五十肩的發病年齡相差很遠。

超過四十歲，小心五十肩

中醫認為五十肩是由於人在五十歲左右時，年老體虛，體內正氣不足，於是外界的風、寒、濕等外邪就有機可乘，繼而入侵肩膀，導致局部的經絡阻塞，不通則痛。

西醫對這個病的認識就複雜得多了，而且至今沒有一個很完整的解釋。一般的觀點是，這個病與體內的內分泌功能有關。五十歲左右正是更年期到來的時候，此時人體內的內分泌處於一個「動盪不安」的階段，正是混亂的內分泌導致了肩關節的疼痛。

如果五十肩的病人不做任何治療，過一、兩年也會自動痊癒，這就反過來證明了是內分泌紊亂導致五十肩的理論，因為過一、兩年，更年期基本上也就過去了，內分泌又再度恢復正常，於是五十肩也就好了。

【五十肩發病機制的其他學說】

有一種「風寒濕」學說，意思是有些人喜歡脫上衣打赤膊睡覺，肩膀長期受風受冷，就會造成局部血管收縮，導致關節內部組織缺血缺氧甚至發生壞死，進而產生局部炎症。

還有一種「流水不腐」的學說，意思是如果肩關節老是不活動，也會發生肩關節內部的炎症。這個學說，針對的是那些原來就有其他病的人，比如腦中風後偏癱（半身不遂），一邊手腳動不了，肩關節長期不活動，過不了多久就會開始疼痛了。

五十肩也會使肩關節內部留下疤痕，而且會使正常的組織之間互相粘連，肩關節的活動明顯受限。此外，也會導致局部的血液循環功能明顯下降，結果新鮮的氧氣養分進不來，更重要的是局部代謝的廢物運不走，這些廢物刺激著局部的神經，自然就會引起長期的疼痛。

正常情況下我們的肩關節可以向前、向外、向後輕鬆地活動，但這個活動也是有一定範圍的，超過了這個範圍，肩關節就會感到疼痛。五十肩所導致的粘連會使得肩關節的活動範圍大幅度下降。

正常情況下我們可以輕鬆地伸手去摸頭髮，要完成這個動作，肩關節活動的角度大概是二百二十度；但五十肩的病人可能只能把手伸到下巴的部位，此時他的肩關節活動角度大概是四十五度，再嘗試把手往上伸，就會感到肩膀疼痛了。

把粘連給鬆解開來，要改善局部的血液循環，而這正是經絡治療的所長。

絕對有效的針灸療法

五十肩的治療，我認為首選是穴位治療。最常用的穴位有三個：肩前（手臂下垂，在腋前皺紋往上十五寸）、肩後（後肩腋紋上二寸，約三指併攏寬度）、肩髎（手臂外展平舉時，位在肩關節後方出現的凹陷處）。五十肩所導致的粘連區域，主要就是在這三個穴位下面。

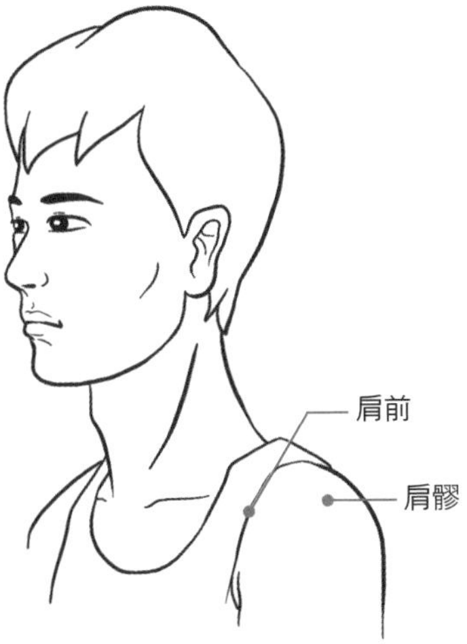

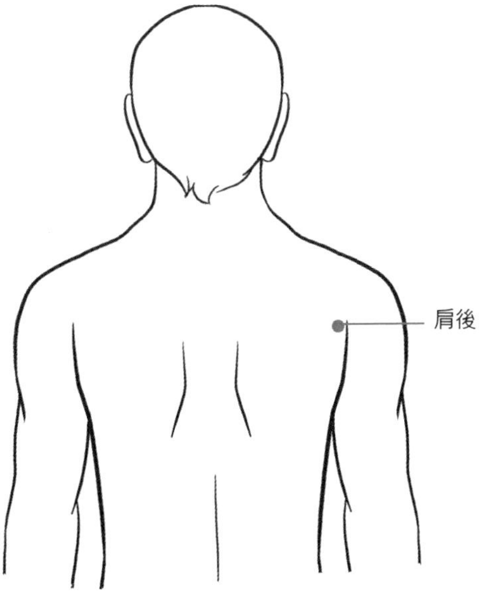

但是如果只在皮膚表面按摩這幾個穴位，會達不到鬆解裡面粘連的目的。這時候就需要利用針灸，從穴位處的皮膚刺下去，一直刺到深處，然後再行一行運針手法。

我看過無數五十肩的病人，不管之前病情如何，在一針下去行完手法後，都會立刻覺得肩關節活動範圍變大了，本來伸手只能摸到下巴，現在摸摸耳朵也不會感到肩膀疼痛。

為什麼會這麼有效？從中醫的角度來說，這是因為疏通了局部的經脈；而從西醫的角度來解釋就更簡單了，針尖從皮膚一直往下刺入，刺過粘連的組織，就會把粘連的組織給鬆解開來。

但由於針灸針太細了，所以這個鬆解的空間很小，因此就要做一下行針的手法，使得鬆解的空間盡可能地擴大。藉由多次的針刺治療，粘連的組織最終就會被全部鬆解開來，肩關節的活動範圍也就會恢復到正常水準。

也許你會害怕針灸，而想利用按摩的方法把粘連組織給鬆解開來，但很抱歉，要想藉由按摩達到這個效果，將會非常疼痛。因為如果只在穴位表面上進行按摩，那麼就猶如隔靴搔癢，根本觸及不到穴位深處的粘連組織，對鬆解粘連毫無作用。

真正有效的按摩，得在手術室裡做，把病人麻醉之後，醫生得施以很大力的按摩手法，目的是把所有粘連的組織給全部拉斷。所以一定要在手術室裡麻醉了做，否則會非常痛苦。

用吹風機吹痠痛處的創意自療法

倘若你很害怕我上述的這兩種方法，不要緊，還有一些更輕鬆的辦法，而且你完全可以自己進行，不必尋求醫生的幫助。

方法就是自己進行肩關節的運動。比如本來肩關節向前伸到九十度就會感到疼痛，那每天自我訓練的方式就是反覆做這個向前伸的動作，而且一次次地進步到能伸到九十一度、九十二度，甚至九十五度。

當然由於超過了最大的活動範圍，你一定會感到疼痛，但由於只超過了一點點，所以疼痛也不會太明顯，絕對在你可以承受的範圍內，你只要輕輕咬咬牙就可以反覆做很多次。

從中醫角度來說，反覆進行這種運動，就是不斷活動經絡，使得經絡暢通。而從現代醫學角度來解釋，這樣做其實就是一點點地把粘連的組織給拉開、拉鬆，以達到鬆解粘連組織的效果。

我有一個病人，他嫌做這種機械的肩關節活動太枯燥，於是對著牆壁打乒乓球。在不斷地揮拍運動中，他的肩關節一次次地活動，同樣能夠達到鬆解粘連組織的目的。

除了肩關節運動外，你也可以自己按摩上面講到的那幾個穴位。雖然這樣做對於鬆解粘連沒有幫助，但是卻可以促進局部氣血流通、經絡暢順，讓局部的代謝廢物儘快被運走。

如果你明白了按摩穴位在五十肩治療中的作用，也可以舉一反三地想出其他招數。比如**我有個病人嫌自己按摩穴位麻煩，於是拿個吹風機對著肩膀狂吹，同樣也能夠產生促進局部血液循環的作用**。

要說明的是，自己進行肩關節運動和穴位按摩，這樣治療五十肩一定會有良好的療效，只是效果也很慢，通常沒有幾個月是很難痊癒的。所以我的病人，都是在針灸後配合肩關節運動以及自己進行穴位按摩，這樣持續進行了一個月左右就基本恢復正常了。

朱醫師小叮嚀

五十肩的形成與年老的內分泌變化和血管硬化有一定聯繫，但更與年輕時一些不太注意的生活細節息息相關。

像是年輕女孩子愛漂亮，穿著喜歡露出小蠻腰，卻沒有想到這為自己日後的健康埋下了隱患。若不注意保護和運動，那麼年紀越大粘連越厲害，為五十肩所累便是遲早的事。

如何預防五十肩呢？比如睡覺的時候要注意肩部的保暖，防止受風寒濕邪的侵襲。吹冷氣時要多準備一件衣服或披肩，為肩部保暖。或者經常按摩一下肩膀的肩前、肩後、肩髎這三個穴位，改善局部血液循環，抵消風寒濕邪外侵引起的血管收縮的惡果。

又比如要經常活動肩關節，當然我們正常人一定會經常活動肩關節，但有些病人，比如腦中風偏癱的，或手術後不能動彈的，病人的家屬就應該幫他們去活動肩關節。

不打網球也會得「網球肘」

我有位病人的病歷上，職業欄寫著「家庭主婦」，看樣子是老公有錢，自己不用上班，在家專門帶小孩的。她的主要病症是肘關節痛。按摩了兩、三個月，各種膏藥也貼過了，都不見效，還是一抱小孩就痛。

我告訴她，一個星期內就可以治好，結果就是這樣。她誇我是她見過最有自信的醫生，預測得很準。

我想，如果她知道這個病的原理，她也會很有自信的。

前臂用力不得法

網球肘就是根據網球運動員命名的，也一直沿用至今，不過它正規的名稱應該叫作「肱骨外上髁炎」。

把你的手臂屈曲起來，在肘關節處能夠摸到一個堅硬的骨質突起，這裡就叫「肱骨外上髁」。此處非常重要，前臂上許多條肌肉的肌腱都緊緊地連接在這個骨頭上，有了這個固定點，當前臂的肌肉收縮時，我們才能夠把手臂給屈曲起來。

既然是個固定點，那麼當然就得承擔力量。比如一個五公斤的水桶，要把它用單手提起來，你前臂的肌肉就得使出超過五公斤的力氣；相對地，肱骨外上髁這裡的固定點也得頂住五公斤以上的牽引力。

那些網球運動員揮拍的時候，力氣會有多大？我不知道。我只在剛上大學的時候打過一次網球，結果是根本很難把那個網球打過網去，而那些職業運動員卻可以輕易地把網球加速到二百哩以上的時速。我們可以想像一下，在他們揮拍的那一瞬間，前臂使出的爆發力該有多大！肱骨外上髁這個固定點，又將受到多大的牽引力！

在這樣大的力量的作用下，竟然沒有把肌腱從肱骨外上髁上拉開，使兩者分離，這全靠肌腱周圍的軟組織緊密地把肌腱固定在肱骨外上髁上。但這些軟組織畢竟不是鋼筋鐵骨，在受到反覆的爆發力的牽引下，這些軟組織慢慢就會被撕裂，造成局部的損傷。

人體受損傷以後，都會遵循兩個定律：第一，凡有損傷的地方，就會有發炎症狀產生。有發炎症症，就會有疼痛。第二，損傷之後，往往會形成瘢痕／疤痕組織，比如皮膚擦傷得很深，傷及了真皮層，傷口處一定就會留下一個一輩子都不會消失的疤痕。

疤痕組織的特點是沒有彈性，張力很強，或者說非常緊繃。肱骨外上髁這裡形成的疤痕組織，就會對局部存在的細小的神經、肌肉等正常組織產生一個壓力，有了這個壓力，就會產生疼痛的信號，這就是網球肘疼痛的原理。

不過現在來醫院看病的網球肘病人，找不到幾個是打網球的，大部分都是家庭主婦。她們長時間做家事，包括做飯、洗衣、拖地、抱孩子時，都是前臂在用力。做這些家事前臂要用的力氣雖然不見得有多大，不過時間久了，一樣會使肌腱與肱骨外上髁處的固定點發生撕裂、損傷，而引起網球肘。

【你有網球肘嗎？】

凡是沒有出現明顯的外傷，而又突然覺得肘關節的外側有疼痛感，尤其是在手臂屈曲的時候疼痛明顯，那麼基本上就可以考慮是這個病。

如果在肘關節的外側嘗試著按壓，一定可以找到明顯的壓痛點。

照X光是沒有什麼用的，這種病不是骨頭的問題，所以X光片上根本顯示不出來。

針灸讓九十％的病人一針見效

發炎引起的疼痛以及疤痕組織的壓迫，是網球肘疼痛的原因，治療的方法，就是要消除發炎症狀，解除壓迫。

不過臨床能看到的網球肘病人，往往都是肘關節疼痛了很久，實在沒辦法才來看病的，這些人往往局部已經沒有什麼發炎症狀，疼痛基本上都是由壓迫引起的。

要解除壓迫，最常見的是針灸治療，其效如神，**我看過的病人中，九十％以上都是一針下去，運運針，行行手法，出針後病人的症狀立即就會明顯好轉**，讓你不服都不行。

能有這樣的效果，是有科學根據的：針灸的針是一個利器，穿過皮膚後，只要對準了疤痕組織插下去，再做做手法，就能把這個疤痕給破壞掉，就算不能全部破壞，最起碼也能破壞一部分。只需要破壞一部分，疤痕的緊張度就會明顯下降，變得鬆弛起來，對周圍正常組織的壓力也會迅速減小，解除了壓迫，疼痛自然就會消失了。

也可以用按摩的手法，在肘關節處疼痛的部位上，用手反覆揉搓，其目的同樣是解除壓迫。不過按摩畢竟是隔著皮膚，無法深入到皮膚下的疤痕組織，所以效果往往比不上針灸那麼迅速、快捷。

但針灸也有個缺點，就是無法透過皮膚看到疤痕組織的確切位置，只能夠憑經驗和手感去做，如果剛好那個疤痕組織藏匿的位置很隱蔽，那麼就可能扎不到準確的位置上。所以臨床上也會碰到一些「難治性網球肘」，透過上面的針灸、按摩治療後，仍然無法好轉。這些病人就可以採用微創手術。

現代的手術療法，可以借助一個很小的攝影鏡頭，讓手術者清楚地看到肱骨外上髁裡面的精細結構。不過這種微創手術的價格，比起針灸來要昂貴多了。幸好絕大部分的病人，並不需要這種手術。

手提改肩背，換手抱小孩

既然網球肘是由於前臂肌肉收縮造成的軟組織損傷，預防的辦法就很簡單，就是避免前臂肌肉的過度操勞。

如果是打網球的職業運動員，那就沒太好的辦法了。但是對於一般人或家庭主婦，還是有辦法的。

比如以前你上街買菜購物，喜歡用手提著購物袋走回家，那麼現在請改變一下這個習慣，換成有背帶的背包，將物品背在肩上，或是就乾脆少買一點。

要是你抱孩子，嬰兒抱一抱還無可厚非，畢竟也不重。可我看過不少家庭主婦，孩子都已很大很重了，還喜歡用手抱著，這完全是自討苦吃，挑戰你肱骨外上髁的極限。其實何必要抱呢，用個嬰兒車不是更好嗎？

其他的還有很多很多，各位完全可以在「給前臂肌肉減輕負荷」這個原則下自由發揮。

朱醫師小叮嚀

我覺得很多病人容易忽視的一點是：如果腳扭傷了，他們都會知道要讓腳得好好休息，儘量別去用它；而碰到網球肘這個病時，他們卻想不到在治療期間，應當儘量避免用這隻手臂工作。

比如原來你是用右手抱孩子的，在治療期間，最好就別抱，要抱也要注意換左手去抱，讓右手好好休息一下。這一點如果不加注意，即使治療，效果也一定會很慢又很差。

突然眼歪嘴斜了！不是中風，是顏面神經麻痺

顏面癱瘓的學名叫作「顏面神經麻痺」，它雖然不算什麼大病，但由於會導致嘴歪眼斜，嚴重影響臉部的外表，一旦治不好，一輩子都將無法面對他人異樣的眼光，所以它也算是影響終生、影響深遠。

這個病的發作有季節性，每到春暖花開，或者秋風凜冽時，門診部就會擁來一批病人，個個齜牙咧嘴、眼歪嘴斜。

季節變化與壓力是病因

年輕人如果符合以下兩點，基本上就可以判斷為是罹患顏面神經麻痺。

口角向一邊歪斜

吃飯或喝水時，食物會從病變的口角處流出。另外很多病人還會出現眼皮無法完全閉合，露出半個眼白的症狀。

多在勞累、熬夜、受風寒後發作

比較常見的是前一天晚上吹了冷風，或者通宵泡在網咖的，第二天起床刷牙的時候會突然發現漱口水從口角流出。

但對於老年人，則還要再考慮一下，也有可能是罹患腦中風。腦中風、腦出血損傷了腦神經細胞後，也可能會造成一側眼歪眼斜。不過**腦中風的人，通常還伴隨著肢體無力、言語不清等神經功能缺損症狀，很少會僅僅有眼歪嘴斜的症狀**。

另外，顏面神經麻痺與腦中風兩者間還有一個最關鍵的區別訣竅——看額紋。**如果是顏面神經麻痺，病人額頭上的抬頭紋會完全消失，但大部分的腦中風患者則仍然保留**。這個訣竅在臨床上用起來，大部分情況下都管用。

但對於部分腦中風病人，如腦幹部位出現梗塞、出血，這個訣竅就失去了作用，因為這個地方的腦中風同樣也會使額紋消失，此時唯有透過核磁共振攝影檢查，才能完全鑒別排除。

針灸能刺激顏面神經恢復功能

中醫認為，該病乃因風邪外襲，侵襲臉部經絡，經絡氣血痹阻，而使臉部肌肉無法正常運作，故導致顏面神經麻痺。

西醫對這個病的認識還沒有完全統一，有人認為是病毒感染所致，也有人認為是感受風寒後，局部的血管強烈收縮，顏面神經得不到血液供應，缺血缺氧。

不管是哪種原因，總之是顏面神經受到損傷，繼而產生水腫。皮膚上如果有個傷口也會產生水腫，過幾天就會消除。可是顏面神經這裡的水腫就麻煩多了，原因是顏面神經所處的空間比較特殊，是在面部骨頭內部挖了一條管道。本來這地方是個理想居所，絕對避風遮雨且避震。但在發生水腫的時候，情況就不同了。它不像皮膚上的水腫，不論局部膨脹起多高都有空間，這骨頭管道裡只有那麼狹窄的一點空間，一旦水腫，勢必會對顏面神經本身產生擠壓，壓得它奄奄一息。

所以，顏面神經在水腫後受到擠壓，就是顏面神經發炎導致顏面神經損傷的最關鍵原因。治療一般可以分為以下兩個階段。

治療第一階段：儘快消除水腫

發病後三至七天，這時應儘快解除水腫，讓顏面神經不要再受到擠壓！因此在這個階段，醫生通常會給病人開一點類固醇類的藥物，比如地塞米松等。只要能夠符合「消除水腫」這個原則，就算不用類固醇也可以。我的一位同事，治療顏面神經麻痺就從來沒用過類固醇，而只是採用針灸治療。不過他也是很有講究的，在這個時期他基本上**不會在顏面神經麻痺的這半邊臉上取穴，偶爾取的話，也絕不會採用強刺激的手法。另外，顏面神經麻痺這一側的其他治療也都會儘量避免**，在這個階段越少碰越好。

這是因為針灸可以使人體產生內源性荷爾蒙物質，進而消除顏面神經水腫，但若在顏面神經麻痺的前三天內對其進行過強的刺激，反而會出現水腫越發明顯的症狀，使得病情更加嚴重。

【帶狀疱疹病毒也會導致顏面神經麻痺】

如果是由帶狀疱疹病毒感染引起的顏面神經麻痺，除了消除水腫外，一般還要使用專門針對帶狀疱疹病毒的抗病毒藥物，比如麗珠威之類的。

不過說老實話，臨床上通常很難判斷顏面神經麻痺到底是不是帶狀疱疹病毒引起的，這往往也只能夠由醫生憑經驗來確定。

通常我們只能這樣來大致判斷：如果病人除了顏面神經麻痺，還覺得耳朵後有明顯的疼痛感，耳後甚至還有臉部都出現了呈帶狀分佈的水泡，那就可以考慮是由疱疹病毒引起的了。只是現在的疱疹病毒往往很「狡猾」，一開始可能根本就沒有這些症狀。

因此，有時也會有例外情況，但這仍可做為判斷的一種依據。

治療第三階段：讓顏面神經儘快恢復

等水腫消除了，剩下的工作就是要讓顏面神經儘快恢復。而要促進它的恢復，治療方式與腦中風後康復是一樣的，也是分成三個部分：神經刺激、積極復健、神經營養。

神經刺激

神經刺激主要靠針灸。常用的針灸取穴有以下幾個：地倉、頰車、攢竹、翳風。這些穴位上都有顏面神經的分支存在，因此針灸以上的穴位，就能夠對顏面神經進行直接刺激，使其功能重新恢復。

除了針灸治療外，還可以在臉部進行火罐、艾灸的治療，這樣的治療除了能刺激顏面神經外，還能加強局部的血液循環，以使更多的氧氣、養分供給顏面神經，加強神經營養。

除了以上治療外，病人回家後還應該按摩以上穴位，且每個穴位都應該按摩至局部發熱發脹為止，按摩的次數越多，效果就會越好。

有些病人比較懶得自己按摩穴位，那我就會讓他們回家後用熱水袋外敷臉部，不過效果就會差一些。

積極復健

我還會要求病人回家後經常照鏡子，努力做臉部動作。如果眼睛閉不上，那就自己不斷地在腦中想「把眼睛閉上、把眼睛閉上」，如此反覆練習。

你也許會覺得這種「想」有點像氣功中所說的

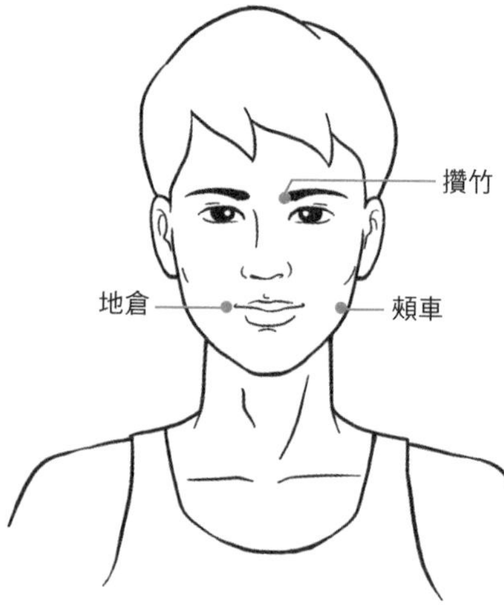

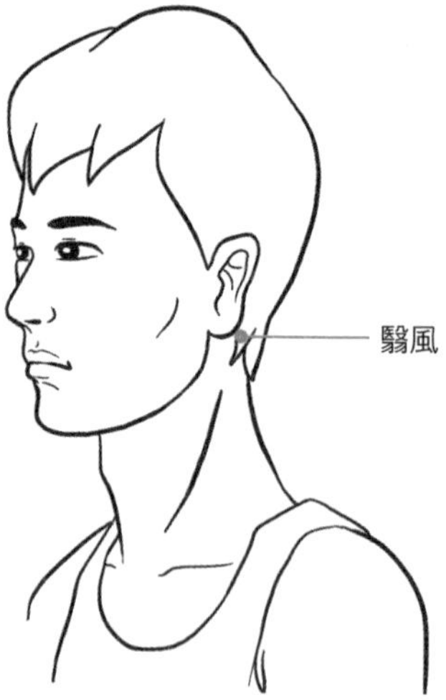

「心誠則靈」，但這是有確實的科學道理的：在穴位處進行刺激後，神經信號會從穴位處通過顏面神經到達腦部，而以上所說的照鏡子，則是在腦部產生一個神經信號，通過顏面神經到達穴位處，也是對顏面神經產生良性刺激，非常有助於其功能的恢復。

根據我的臨床經驗，病人如果不偷懶，回家後能按照醫生所說的那樣去做，做得越多，恢復的速度就會越快，效果也越好。

神經營養

相較之下，神經營養在顏面神經麻痺恢復中的作用是最小的，不過也最簡單，只需要吃點維生素，像甲鈷胺片等的神經營養藥物就行了，毫不費事。

戴眼罩保護眼睛

眼皮的閉合，也就是我們平常做的眨眼動作，是靠顏面神經完成的，所以顏面神經麻痺的病人往往會有眼皮閉合不全的症狀，也就是這眼皮動彈不了了。

平常如果有點灰塵什麼的進了眼睛，我們會馬上反覆地眨眼。在眨眼的時候，眼皮開開合合，就相當於把灰塵給擦拭掉了，再加上流點淚水，很容易就把灰塵沖走了。而眼皮動彈不了，上述的工作就沒辦法做了。

另外，我們正常人雖然在白天會將眼皮打開，讓眼睛暴露，但晚上睡覺時卻會將眼皮完全合上，把眼睛給徹底封閉起來，以隔絕於外界污濁的空氣和各色的細菌、病毒。現在眼皮閉合不全，那就相當於一天二十四小時都將眼睛暴露無遺。

所以對於這類病人，通常我們會要求他像獨眼海盜一樣戴個眼罩，雖然難看些，但多少相當於加了個外置眼皮。

如果實在覺得難看，不想在白天戴著，起碼也要在晚上睡覺前戴上，或是拿塊乾淨的紗布把眼睛蓋起來也可以。同時還應該經常滴眼藥水或生理食鹽水，目的是預防眼睛暴露過多，減少感染細菌、病毒的機率。

病重者用熱敏點艾灸法

顏面神經麻痺的恢復時間，通常要兩、三個星期。還有一小部分顏面神經麻痺的病人，是沒辦法治好的。每個病人的具體恢復時間，最後的治療效果，和以下幾個因素都有關聯。

耳後是否有疼痛感，可判斷嚴重程度

對於新來就診的病人，**我都會先問問他耳後有沒有疼痛感。如果有，那麼這個病人就得做好心理準備，他可能會很難治好。**

即刻治療恢復快

雖然一般人得了顏面神經麻痺都會馬上來看病，但我也見過幾個病人，拖了一、兩個星期才來醫院。接受治療的時間越晚，效果和速度肯定也就越差。

搭配自我按摩法

如果病人自己很努力照著醫生教的方法自我按摩訓練，就會恢復得又快又好。

但即便上面三點都做得很好，也還是會有些效果不佳的。根據我們的臨床經驗，對這樣的病人還有最後一招，那就是在穴位處使用艾灸。

我們的一般經驗，是在上面講的那些穴位，但不限於那些穴位處，用一根燃燒的艾條，靠近患者的皮膚，尋找叫作「熱敏點」的地方。

熱敏點的意思，是指普通的穴位或者皮膚處，在艾灸接近時，病人只會感到皮膚上有熱感；而在熱敏處點艾灸，病人會覺得熱感不僅僅停留在皮膚上，還有明顯的往深處透入，甚至在皮膚下到處遊走的感覺。這種地方，就叫作熱敏點。

利用這種對熱敏點進行艾灸的辦法，我們已經治好了大量使用常規治療效果不佳的病人，其中相當多的人是在發病後三個月，甚至半年還絲毫不能動彈的，在採用這種熱敏點艾灸的方法後，他們都有不同程度的改善。

這種灸法的唯一缺點就是太累了，你得拿著艾條，對著找到的那個熱敏點一直熏著，一熏就得一個小時左右，還蠻累的。

朱醫師小叮嚀

什麼人容易得顏面神經麻痺？應該說完全無法判斷。這不像腦中風之類的病可以預測。比如某個人有糖尿病或有高血壓，那他得腦中風的機會一定遠大於正常人。又比如喜歡抽煙，一天兩包都不夠，那罹患肺癌、鼻咽癌的機率一定也是遠高於平常人的。

但是顏面神經麻痺就不能這樣預測了，體質弱的人可能經常感冒，但卻可能從不會得顏面神經麻痺；體質強的人可能百病不侵，卻可能就在一次通宵喝酒後顏面神經麻痺發作，完全沒有規律可循。

雖然無法進行預測，但是什麼時候容易發病卻是比較清楚的，所以要預防還是有辦法的。

每當你通宵加班或徹夜狂歡後，或者從溫暖的環境出來突然迎面吹來一陣涼風，這時自己按摩一下上面講的穴位，改善局部的微循環，這樣就可以避免突然受寒後局部血管收縮而使顏面神經缺血缺氧，發生水腫。

還有鼻部的迎香穴，按壓它可以增加鼻部的血流，使更多免疫細胞來到此處巡邏，這樣病毒感染的可能性也會下降。

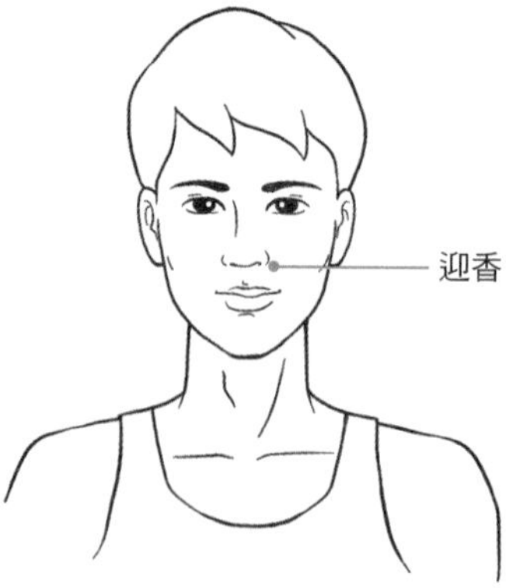

突然聽不見？原來耳朵也會中風！

這是我自己得過的病。我是發病後第二天開始治療的，結果一周後就完全治癒了。我的一個同事卻是大大延誤了，發病後一周才開始治療，結果他恢復得很不理想，直到現在都還有一隻耳朵半聾半「醒」。

我自己的經驗就是：一定要儘早接受治療，否則就會錯過最佳的時機。

壓力大或病毒感染導致暴聾

如果突然之間，你覺得自己有隻耳朵出現耳鳴、聽力下降的症狀，你一定要意識到，突發性耳聾可能不幸找上你了。

這個病往往是在病人精神壓力很大的時候出現，也可能病人在發病前有感冒之類的不適，只是這些預兆都是靠不住的。所以我們能做的就是：**一旦某一隻耳朵（很少情況下會兩隻耳朵都遭殃）突然耳鳴、聽力下降，就要立即前往醫院**。

這個病真正確診需要進行電子聽力檢查的檢查，但實際上臨床醫生僅憑經驗，基本上也可以判斷得十拿九穩。

電子聽力檢查檢查是把你關在一個非常安靜的小房間，然後讓你聽各式各樣的聲音，好的那邊的耳朵會什麼聲音都聽得清清楚楚，而有病的那隻耳朵則有很多聲音無法聽到。

中醫稱這個病為「暴聾」，認為它的發病與肝膽有密切的關係，尤其是肝氣鬱結，氣鬱化火，上擾耳竅，就會導致驟然出現聽力下降的情況。

現代醫學對這個病還沒有搞得很清楚，比較公認的是，與內耳的微循環障礙有密切關係，而且其實也算是一種「耳朵腦中風」。

但真正的腦中風病關鍵是動脈硬化，但耳朵腦中風卻不是這樣，目前認為常見的原因有精神極度緊張與病毒感染。

精神極度緊張

當壓力大、緊張時，會大量分泌腎上腺素，這些腎上腺素充斥在血液中四處遊走，當它們遊走到耳蝸微循環處時，就可能導致血管高度收縮，使血流供血迅速下降，甚至有可能導致血栓的形成，讓微循環發生完全堵塞。

病毒感染

經由上呼吸道進入人體後，流到耳蝸微循環處時，直接損傷血管，導致局部血流緩慢、黏稠，形成血栓。另外，病毒也可能直接對耳蝸神經細胞造成損傷。

把握三到七天的治療黃金期

得了這種病，必須儘快去醫院，而且越早越好。臨床經驗證實：**如果發病三天內開始治療的話，治癒率可以達到九十%以上；發病一周內開始治療的，治癒率也可以在八十%以上，但如果一周之後才開始，治癒率就很小了。**

既然發病的機制是耳蝸處缺血缺氧，儘快給耳蝸輸送足夠的血液、氧氣，就成為治療這個病的最關鍵因素。

溶栓藥物

在治療的早期，需要使用一些溶栓的藥物，比如東菱精純抗栓酶之類的藥物，能夠直接溶解掉血栓，迅速恢復供血供氧。

高壓氧治療

透過高壓，可以將氧氣強行「壓」進耳蝸的血管裡。

除了以溶栓與高壓氧確保供血供氧外，還要給予神經刺激，針灸就是最常用的神經刺激方法。

此病最常用的幾個穴位是耳前三穴：耳門、聽宮、

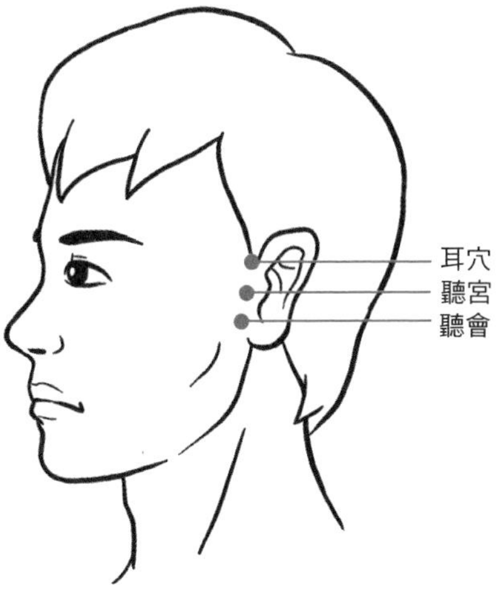

聽會，這三個穴位都分佈在耳朵前方。如果罹患突發性耳聾，就要經常按摩這耳前三穴。

除了按摩外，還需要進行針灸，以加強對穴位的刺激。針灸這幾個穴位，能夠加快耳蝸微循環的血流速度，擴張血管，改善耳蝸聽覺神經細胞的供血狀況。

另外，手部的合谷、腳背的太衝也是經常使用的穴位，這兩個穴位有舒緩情緒緊張的效果。精神放鬆，腎上腺素就會減少分泌，當然有利於耳蝸微循環血管的擴張，改善耳蝸神經細胞的供血。

朱醫師小叮嚀

由於突發性耳聾的病因主要是精神緊張和病毒感染，所以我們可以在緊張、長期加班的時候，按摩合谷和太衝，這樣可以舒緩精神壓力，使腎上腺素分泌減少。

另外還可以按摩鼻周的迎香穴，這樣可以預防病毒的入侵，進一步的說明可以參考第二十三頁「感冒」的相關章節。

久站變成「蜘蛛人」！靜脈曲張的美腿自然回復法

我有個病人是在飯店站櫃臺的，一天到晚都站著，結果就得了下肢靜脈曲張。有醫院建議她做手術，費用要數萬元。我教了她幾個小方法，雖然見效慢點，不過一、兩個月後，她曲張的靜脈還是消失了，免了挨一刀的麻煩。

久站久坐是發病原因

當你走了一天的路，或者踢了一場激烈的足球後，兩條腿一定會痠得難受。原因就是腿部的肌肉收縮後會產生「乳酸」這種代謝廢物，如果沒有被及時運走，而是累積在腿部，就會刺激神經，產生一種酸，甚至是疼痛的感覺。

這種情況導致的腿痠是正常的，原因是肌肉運動過度，產生的乳酸太多了，已經超過了血液循環的最大負荷量。所以這不算什麼病，休息幾天就會沒事。

但是靜脈曲張的病人，他們的腿痠卻不是由於乳酸產生過多，而是由於他們的下肢靜脈，尤其是小腿處的靜脈出了問題，無法將這些數量並不多的乳酸給及時運走。

下肢靜脈的特點是，隔一段距離就有一個靜脈瓣。就像我們家裡的房門一樣，只能向一個方向打開，這個方向，就是血液流回心臟的方向。

血液向心臟回流的衝擊力，會把靜脈瓣衝開，等進了這扇門，如果血液想再走回頭路，回流一下，就不行了，因為這門不能反方向打開。

這樣設計有什麼好處呢？其實完全是逼出來的。

人是站起來兩隻腿走路的動物，一站起來，心臟就比腿部至少高了幾十公分。腿上的血液要回流到心臟去，該怎麼克服地球的地心引力作用呢？靠的就是靜脈瓣以及腿上的肌肉。即使我們不做任何活動，肌肉還是會靜悄悄地做著收縮運動，每當腿上的肌肉收縮一下，就會對腿上的靜脈產生一個擠壓，有了這個擠壓，靜脈裡的血液自然就得找個方向進行流動，而且是向心臟的方向，因為靜脈瓣只能朝心臟那邊打開。

於是在肌肉的收縮壓力下，比如靠近腳背的血液，它會推開靜脈瓣這個門衝進去，進入靠近腳踝這裡的靜脈，這樣就等於上升了幾公分，離心臟更近了一些。

等肌肉的收縮力量消失，靜脈瓣就會關閉，已經進入腳踝處的血液就無法走回頭路，無法流回腳背那裡去，只好待在兩個靜脈瓣之間先休息一下，等到下一次肌肉收縮，這些血液就會再上升個幾公分，跑到靠近膝關節附近的靜脈裡面。

當肌肉沒有收縮的時候，由於重力的作用，靜脈裡的血液會壓在靜脈瓣上，對靜脈瓣產生一個壓力。而靜脈瓣就得克服壓力，這對靜脈瓣就是一個負擔了。本來靜脈瓣只能夠向心臟那邊打開，現在卻會在重力的作用下，向腳，也就是向地球引力的方向打開了。這樣一來，腳趾的血液被擠到腳踝處，由於靜脈瓣的退化，向反方向打開，結果一部分的血液又會回流到腳趾處，下次肌肉收縮的時候，有相當一部分力氣是用在那些回流的血液上的。這樣，血液回流的速度與效率當然就不好了。

【靜脈曲張的三進程】

早期的靜脈曲張，可能只會表現為腿部的痠脹、痠痛感，但這時候做個靜脈的彩色超音波，就已經能清楚地顯示出靜脈瓣的變化了。

到了中後期就更容易看出來了，在皮膚上可以看到紅色或藍色，如同蜘蛛網或者一大堆蚯蚓般扭曲的血管，一見就可以判斷。

靜脈血液無法及時運走，累積在腿部血管裡，把血管脹滿了，這就是那些扭曲可見的「蜘蛛網」的成因。

踮腳、穿長筒彈力絲襪為腿部減壓

凡是每天都需要長時間站立的人，都應該注意預防靜脈曲張，為靜脈瓣減壓，或者說讓它沒那麼累。

上班的時候，如果你只能站著，那麼應該找機會偷偷地多踮一踮腳。踮腳的時候，就是強行讓小腿處的肌肉收縮，而且收縮的力度要比肌肉悄悄收縮的力道大上很多，這樣就會加快靜脈的血液循環，使靜脈瓣不必一直咬牙抵抗著血液的重力。

如果你能有機會坐一坐，蹺蹺腳，把腿放平一點，甚至躺一躺，那就更好。在這些姿勢下，腿上的血液要回流到心臟，克服的重力要遠小於筆直站著的時候。

另外還有一招，就是穿上長筒的彈力絲襪。由於這種襪子有彈力，會一直對靜脈產生一個收縮的壓力，這同樣可以加快血液的回流。

至於你下班後，覺得腿痠痠的，回到家後就應該想到：你的靜脈瓣已經累了一天了，要好好善待它一下，為它減減壓。

方法也很簡單，**坐在沙發上，或者躺在床上的時候，找個枕頭把腳給墊高**，這樣一來，血液的重力就不會再壓在靜脈瓣上，而會在重力的作用下很順暢地迅速往心臟回流。

如果回到家你還沒有被一天的工作給累垮，還有點力氣，那麼就請自己揉搓一下腿部的肌肉，用外力促進靜脈血液的回流，同樣是為了減輕靜脈瓣的負荷。方法也很簡單，**捏住腿部的肌肉，從下往上，一遍一遍地捏**。

如果能按照以上的方法進行預防，那麼靜脈曲張也就很難發生了；即便是對於已經發生靜脈曲張的人也很有效。

讓靜脈曲張的血液另尋出路

我看過近百個靜脈曲張的病人。其實他們是因為其他原因來看病的，卻讓我發現了這種病，就順便幫他們把這病也給治了。

這些病人，利用以上的方法，都能夠使原先腿上的「蚯蚓」、「蜘蛛網」漸漸消失，經常腿痠的症狀也會從此消失。

是不是這些方法能夠讓退變的靜脈瓣重新恢復正常呢？不一定。但一定可以藉由下面所講的原理來達到治療的效果。

正常情況下，腿部的血液回流，只動用了一部分靜脈血管，還有相當一部分的靜脈沒有使用，算是備用靜脈血管。

這就好比是我們下了班自己開車回家，經常只會走一條路線，而且成了習慣。儘管其他路線也能夠回到家，但我們平常卻基本上從不考慮。

靜脈血液回流也是這樣。血液已經習慣了從某條靜脈回到心臟，一般情況下，就不會再考慮走其他路線。即便這條走慣的靜脈已經有點回流不暢，它們也還是不太願意繞路而行。

而之前提到的做踮腳運動，或者用手來捏腿部肌肉等做法，這些使肌肉強烈收縮產生的力量或者以手外加的力量，將會給靜脈裡的血液一個強大的壓力。在這種壓力下，血液在原先曲張的靜脈裡就待不下去了，就必須自己找個出路，這樣它們就會進入那些平常不用的血管裡，並從這裡回流到心臟。

如果經常做以上這些動作，慢慢地，血液就會養成習慣，不再走那條回流不暢的靜脈，而把那些備用血管作為自己常規回流的通路。

朱醫師小叮嚀

我除了教靜脈曲張病人以上的方法外，經常還會採用「刺絡放血」的方法為他們治療。

操作起來也很簡單，就是拿個注射用的針頭，或者普通的針灸針也行，不過得是比較粗的那種，然後對著那些扭曲的血管扎幾針。血管裡面裝著沒有及時回流的血液，此時這些血液就會像泉水一樣迅速湧出來。再用手在附近的皮膚、肌肉處擠一下，出來的血液就會更多。

做完這個治療，皮膚上的那些「蚯蚓」、「蜘蛛網」，就會迅速消失，或者變小，立竿見影。再配合一下上面的治療，這病就好得很快了。

遵守鬥痔三原則，不讓小病變大病

痔瘡其實只是個小病，尤其明白它的原理後，往往自己就可以搞定。除非痔瘡很嚴重很嚴重，否則的話，因為這個小病去醫院掛號、看病大可不必。

痔瘡其實也是一種靜脈曲張，只不過是肛門處的靜脈曲張，是由於血液回流不暢，肛門處的靜脈膨脹飽滿，形成一個靜脈團，這就是痔瘡的由來。

要戰勝痔瘡，有以下三大原則。

原則一：便血，除了是痔瘡也可能是直腸癌

痔瘡分為內痔和外痔，簡單地說，探個頭出來肛門口，能摸得到看得到的，就是外痔，這時候病人會覺得肛門處多了個東西，疼痛、瘙癢難忍；而內痔則像古代的小姐藏於深閨一樣，平時並不會出肛門半步，只偶爾在排便的時候順便出來看看。

內痔既然像個小姐，自然也有小姐的嬌氣。大便在通過肛門的時候往往會摩擦內痔造成出血。所以內痔的病人，一般也許不會有任何不適，主要症狀可能只是發現大便上有鮮紅的血液，或者擦屁股時發現紙上有紅色印記，又或是在排便的時候感覺肛門處多了個東西，然而排

完便後又消失得無影無蹤。

要判斷外痔並不困難，倒是內痔，往往不一定能輕易為人所知，尤其是那些從不探頭出肛門的內痔，罹患這種內痔的臨床表現可能就是大便時有血而已。

所以**凡是大便有鮮血的，就得首先考慮有內痔的可能。但要注意的是，這並不是唯一的可能，比如直腸癌，也一樣會有大便帶血**。所以碰到這種情況，可以先按照痔瘡自行治療，無效了立即去看醫生；或是一開始就去大腸直腸外科找醫生看看你的肛門，讓自己安心。

原則二：上廁所超過十分鐘就快起身

以下的原因都會造成肛門的血液受重力或者腹部壓力的作用，無法及時回流，產生痔瘡。

久站、久坐、久蹲

久坐族越來越多，無論是上班坐著，下班開車回家也是坐著。回到家看電視、玩電腦也是坐著，直到深夜了才上床平躺上幾個小時。這樣一天裡大概有三分之二的時間都是保持身體直立的姿勢，在這十幾個小時裡，肛門處的血液都得克服重力的作用才能回流到心臟。

花太長的時間排便

排便的時候肚子要用力，才能把東西給擠出去，而肚子一用力，腹部的壓力就會明顯增大，肛門靜脈的血液要回流也就非常困難了。

有個研究結果很有意思，調查顯示，**排便的時間在九分鐘以下的，痔瘡的發生率並不高；但如果超過十分鐘，痔瘡的發生率就會急劇升高到七十%以上。**

便祕

便祕時得用力、用力、再用力，不斷增加腹壓，所以便祕的人，往往也有痔瘡。

其他使腹壓增高的原因

最常見的是孕婦，肚裡多了幾公斤的肉，腹壓自然也就增加了不少，所以孕婦往往都有痔瘡。

又如慢性支氣管炎、肺氣腫的老年人，或者由於其他原因經常咳嗽的人，因為每次咳嗽的時候，腹部的肌肉會收縮，這當然也會導致腹壓增大。

再比如房事過度的，也會造成腹部肌肉過度收縮，腹壓增大。

很少運動

肛門靜脈回流與肛門附近的肌肉定期進行收縮、擠壓靜脈血管有關（雖然這種肌肉的收縮你根本感覺不到）。因此很少運動的人，全身肌肉的力量都不太強壯，每次收縮的力量也不會太大，再加上以上所說的原因，就很容易發生痔瘡。

原則三：善用溫水坐浴與肛門操的有效自療法

痔瘡的治療，和下肢靜脈曲張的治療基本上是一致的，也是加速血液循環，使血液儘快回流，不要積聚在局部。

藥物

市面上賣的痔瘡栓、痔瘡膏，通常都有兩種作用，一是用上去後局部清涼，可以迅速緩解疼痛、瘙癢等不適；另一方面它們都含有活血化瘀的藥物成分，能夠加速血液循環。

溫水坐浴

家裡有浴缸的，可以把浴缸放滿熱水，再把整個人都浸泡進去；沒有浴缸的，可以拿個大臉盆裝滿熱水，把屁股坐進去也沒問題。總之是要讓肛門附近受到溫暖的「撫慰」，這種溫熱的力量，能夠加速局部的血液循環，促進痔瘡的靜脈回流。

你也可以舉一反三，發揮奇思妙想。**我有個朋友得了外痔，懶得坐浴，就躺在床上，拿著吹風機對著屁股舒舒服服地吹，倒也一樣管用。**

肛門操

其實就是有意識地收縮肛門附近的肌肉，也是為了促進局部靜脈血流迅速回歸。

肛門操做起來是要花點時間，且還有點講究的，方法如下。

平躺在床上，全身放鬆，慢慢地呼吸，吸氣的時候，要注意肛門放鬆，不要收縮肌肉；呼氣的時候，則注意強烈收縮肛門。如此反覆，每次練上十分鐘左右即可，當然，如果時間能更長效果會更好。

這套肛門操的原理是，首先，平躺在床上，肛門靜脈回流就不受重力影響了。其次，我們吸氣的時候，尤其是深呼吸時，自己體會一下就會感到腹肌也在收縮；此外，膈肌也下移，兩者加起來，吸氣的時候腹壓是增大的。但呼氣的時候，這兩方面都不存在了，這時候的腹壓是最小的，此時收縮肛門肌肉，促進靜脈回流，將會事半功倍，正是大好時機。

如果你沒有時間如上述那麼講究地去做，那就儘量找時間來做。比如上班、等車、走路的時候，你都可以在腦海中想著去控制肛周的肌肉進行反覆收縮，這樣積少成多，一樣也會有效。

一般來說，如果能夠按照以上方法進行治療，痔瘡是可以被消除的，只有那些很嚴重的，或者病人自己比較懶的，只好去做手術。

朱醫師小叮嚀

有些人覺得，我一天到晚也有運動啊，比如家庭主婦，每天都做很多家事，累到腰痠背痛，這不算運動嗎？

不算，真的不算。大家想一想，如果這也算運動的話，那為什麼政府相關單位還要常提倡全民運動、蓋那麼多的運動設施呢？

至於什麼才算是真正的運動，相信大家一定都知道，我在這裡就不必再浪費筆墨了。

第三章

解決生活常見病，不讓小病變大病

想要不上火，青草茶要這樣喝

「上火」這個詞，已經隨著市售飲料的熱賣而人盡皆知，但是上火到底指的是什麼，又有多少人清楚而正確的知道呢？

在臨床上，也經常會碰到病人這樣說：「醫生，我昨天吃了些會上火的東西，今天就上火了，你幫我開點降火的藥吧。」

這說明「上火」已經成為深入一般人心中的名詞了。但是，如果要認真問一下：「上火是什麼意思？」相信還真的沒幾個人能回答得出來。

破解青草茶治病的五大迷思

「上火」並不是正統的醫學名詞，更不是疾病診斷的名稱。

我歸納了一下，一般人通常在下面幾種情況下，會判斷自己是「上火」了。

一、感冒引起的咽喉腫痛、口乾舌燥、發熱、全身不適等各種症狀；

二、吃完油炸食品後出現咽喉疼痛；

三、牙痛；

四、嘴唇長瘡，一碰就痛；

五、口腔內長了個白色的「潰瘍點」，只要舌頭或食物接觸上去就會感到疼痛。

基本上只要遇到以上幾種情況，人們就會在腦海中浮現出「上火」這個詞來，並且想到喝青草茶的治療方式。這樣做對不對呢？我們且來逐項分析一下。

迷思一、用青草茶能治療感冒？

在「感冒」一文裡，已經詳細說過感冒的發病機制。青草茶裡一般都含有如銀花、夏枯草、菊花等中藥，能夠產生退熱的作用，因此對於感冒倒還是有一定效果的。

不過值得注意的是，青草茶並不屬於藥物，所以青草茶中的中藥含量並不算太高，藥物成分也不多，可想而知，對其治療效果也不能太過高估。**真要靠喝青草茶來治療感冒，那得多喝幾杯才行**?!

迷思二、用青草茶能治療吃完油炸食品後出現的咽喉疼痛？

食品經油炸後，會含有大量的氧化物質，當食品透過嘴巴經過喉嚨時，氧化物質與喉嚨處的黏膜細胞接觸，黏膜細胞就可能會受到氧化而發生損傷，進而在喉嚨黏膜處產生小小的傷口，結果就會出現喉嚨疼痛的症狀了。

那為何不是每個人吃油炸食品都會出現喉嚨痛呢？我翻遍了各類資料與書籍也沒有找到合適的解釋，似乎只能歸究於各人的體質差異了。有些人的細胞很好、很強大，一點點油炸物質根本氧化不了，所以不會喉嚨痛；而有些人的細胞「身體虛弱」，所以才會一碰到油炸食品就無力招架。

對於這種疾病，其實也沒有什麼好處理的，人體自己就會啟動修復機制，重新生長出新的黏膜細胞，並把傷口修補完畢，就像皮膚上的擦傷會很快好一樣。

如果真想治療，可以用些西瓜霜噴劑噴到喉嚨裡，這樣一來，噴霧劑中的藥物就能夠保護傷口、緩解疼痛。

至於青草茶，老實說，對於這種病作用不大，不過到目前為止，倒也沒發現有什麼害處。

迷思三：用青草茶能治牙痛？

如果牙痛是由齲齒，也就是「爛牙」引起的，那麼喝青草茶一定沒用，你只能去找牙醫師，讓他幫你把那顆爛牙，以專業方式處理一下。

當然，如果你是把冰凍的青草茶含在嘴裡，那也只能達到短暫緩解疼痛的效果，畢竟冰冷的溫度，能夠麻痹牙齒處的神經，使之沒那麼靈敏，這樣疼痛的感覺也就會減輕了。不過我個人覺得，如果只是要獲得這樣的效果，那還不如含塊冰塊更好。

如果牙痛是因為牙齦發炎引起的，青草茶還是有用的，不過不應該喝，而是應該含在口裡，就像漱口一樣。

如果是急性的牙痛，可以用大黃、黃連、黃柏等藥材磨成粉末後，加適量水用來漱口，可幫助消炎止痛，然後再前往就診。

迷思四：用青草茶治療嘴破？

前兩天看電視，看到記者正在採訪一位政府官員，這位官員為了處理公務，幾天幾夜沒睡覺，嘴唇上長滿了水泡，吃不了飯，只能喝點稀粥。

他嘴破的原因很簡單，是由疱疹病毒感染引起的。幾天沒睡覺，免疫力明顯下降，這就是給了皰疹病毒可乘之機。

要治療這種病倒是有特效藥，藥房有專門抗疱疹病毒的藥物，基本原理是使病毒無法複製，無法發展壯大，如此也就成不了氣候。**至於青草茶，對於這種病就沒有任何用處了。其實就算你什麼藥都不吃，只要注意好好休息幾天，人體的免疫系統也能夠把病毒給完全殺滅，吃藥打針只是使這個過程更加快速而已。**

迷思五：用青草茶能治療鵝口瘡的白色圓點？

造成口腔內有白色潰瘍點的原因，大致上有兩種。

一、缺乏維生素：從小大人就教小孩子不要偏食，尤其是要養成吃蔬菜的好習慣，否則嘴巴就會爛。這種話還真不是吹牛，蔬菜裡含有維生素B群，若是體內維生素B不多，確實就可能導致鵝口瘡。

維生素缺乏導致的鵝口瘡主要發生在只吃肉、不吃蔬菜的「肉食動物」上，這樣的人幾天不吃一根青菜並不少見。這種事我以前也經常發生，所以我也有過多次鵝口瘡，後來終於吃足了苦頭，養成了每天吃蔬菜的好習慣。

對於這種情況的鵝口瘡，治療方法就是重新補充維生素B群，吃蔬菜也好，吃營養補充品也罷，總之很快就能好。

二、病毒感染：引起鵝口瘡的另一個常見原因是病毒感染，和嘴破一樣，不過罪魁禍首不是疱疹病毒，而是巨細胞病毒感染。

治療的方法，其實跟嘴破一樣，只要好好休息幾天，鵝口瘡自然就會消失的。

朱醫師小叮嚀

有火氣大問題的人，在飲食上要特別注意避免下面四種飲食類型。

一、辛辣刺激與熱性食物：如麻辣鍋、鹽酥雞、羊肉爐、四物湯，和辛香料類（如蔥、薑、蒜頭、辣椒、洋蔥）等。

二、熱性水果：如芒果、龍眼、荔枝、釋迦、榴槤。

三、甜食：因為糖份會提供熱量，加重發炎反應，使火氣上升。

四、冰品：冰品或冰塊會讓血液凝結在腸胃道，降低血液循環功能，並使體溫調節失衡。

身體也需要除濕！

有個病人來看病，說他覺得背部緊繃，人也很疲倦，這種症狀已經有三、四天了。中藥行的醫生說他是「濕氣重」，給他開了些去濕的中藥，但喝了三、四天了，卻還是沒有什麼效果。

我檢查了一下，然後告訴他：「這只是感冒而已，吃點感冒藥就好了。」同時還告訴他一些治療感冒的其他方法。第二天他回來複診，就明顯覺得舒服多了。

這個案例令我想到：我們經常說「濕氣，濕氣」，但是濕氣到底是什麼呢？

這些症狀，是濕氣在體內作怪嗎？

我歸納了一下，一般出現以下的幾種情況，大多數的人就會聯想到「濕氣太重」這個名詞。

拔火罐後，局部出現紫黑色的印記

● 原因：因細微血管破裂，血液流到皮膚下所致。

我有幾個病人，都是上班族，他們天天坐在辦公室裡看電腦，經常會有肩痛、背痛、腰痛之類的不舒服。他們隔一段時間就來門診，要求在背部、腰部拔上一大圈火罐，然後留下滿後背的紫黑印記。他們很享受這樣的做法，照他們的說法，每次拔完後都覺得整個背部備感輕鬆，妙不可言。

在他們看來，每隔一段時間，自己的身體裡就會堆積很多濕氣，而拔火罐，就可以把這些濕氣給吸出來。那些拔罐後，所留下的紫黑色印記，就是濕氣給「拔」出來的證明，顏色越深，他們就會認為濕氣拔出來得越多。如果哪個地方只留下紅印，而沒有深紫色或黑色，他們就會覺得這個火罐還「不夠力」，沒有把濕氣給拔出來。

其實並不是這樣。拔火罐會形成一個負壓，皮膚下的細微血管在這個負壓的吸引下，就會擴張，擴張後，血管裡流的血液多了，局部看起來就會明顯紅潤一些。如果血管的彈性很好，在負壓的作用下，只會達到擴張的效果。

但如果皮膚下血液循環不佳，血管的彈性不佳，各種局部組織、細胞新陳代謝時產生的垃圾、代謝廢物就無法被及時運走，它們積聚在局部，就會對血管壁產生毒害作用，時間一久，血管壁就會變「脆」。在負壓的吸引下，細微血管就會破裂開來，血液流到皮膚下，看起來就是個紫黑色的印記。微細血管破裂得越多，流出的血越多，紫黑色印記的顏色就會越深。

正常人拔火罐，一般是很難拔出紫黑印記的，頂多就是拔出個紅印而已。因為正常人血液循環都很通暢，血管壁也很有彈性，負壓只能使血管擴張，卻很難使其破裂，因此血液是流不出來的。

又比如劇烈運動後，全身肌肉痠痛，這時候若拔火罐，也會出現很多紫印，原理跟上面說的一樣。在這些情況下拔火罐，將會極度改善局部的血液循環，使代謝廢物迅速排走。

【拔火罐能治療呼吸系統疾病】

相信有人會擔心，血液從血管裡出來了，不是很嚇人？其實中醫有句話叫作「祛瘀生新」，代謝廢物積累在局部，那就是「瘀」，不把這個「瘀」除掉，「新」就無法出現。以治病來說，例如得肺炎、氣喘，以及慢性阻塞性肺疾病的病人，如果在他們的胸背部拔火罐，往往也會出現很多紫印。這些病人出現紫印的原理又有所不同，他們主要是由於肺部有病，刺激到肺臟的神經纖維產生信號，這個信號會反射性地引起胸、背部肌肉收縮，同樣會造成血管變脆。

對他們進行拔火罐，主要目的不是為了使局部的代謝廢物運走，而是希望能刺激背部的穴位，刺激皮膚下的神經纖維，使之產生一個信號，而這個信號，將會對肺部的疾病產生有益影響。

另外，我曾有一個住在呼吸治療科的病人，常規的治療方法都用過了，還是經常咳血，於是請我去會診。既然常規方法別人都用了，我也就不必再多此一舉。於是我在病人的後背拔了幾個火罐，拔得他背部呈現紫黑色，然後在肺俞穴等幾個背部穴位埋了皮內針，目的就是加強這裡產生的神經信號。

第二天晚上去看病人，他欣喜地告訴我說：「從昨天晚上開始就沒有再咳血了，非常神奇！」，住院幾天後，就出院了。

身體有沉重、緊繃的感覺

●原因：通常是感冒引起。

當體內濕氣重的時候，會令人覺得疲倦無力、四肢沈重、食慾不振等。但現在有些「非典型的感冒」，症狀或許完全沒有流鼻涕、咽喉痛等不適，尤其是在感冒初期，可能就只是全身的沉重感、緊繃而已。所以當有這些症狀時，可能是感冒了，而非因為體內濕氣所致。

舌苔很厚

●原因：發燒、睡覺會打呼或口腔不乾淨都有可能。

伸出舌頭照鏡子時，如果看到舌苔很厚，很多人的腦海中，可能就會想到「濕氣很重」。產生這樣的聯想也不奇怪，自然界中潮濕的地方，周圍環境中的石頭就會長滿厚厚的苔蘚，以此類推，自然就會把舌苔歸納為「濕氣重」。

但是，其實並非如此。許多研究都探索過舌苔的成分，結果發現基本上是食物殘渣、脫落的口腔黏膜細胞、細菌這類物質。

我們每次用餐過後，口腔中都會留有食物殘渣，口腔黏膜細胞也會每天脫落，細菌更是無時無刻存在於我們的口中。理論上，這些東西不斷累積，每個人的舌苔都應該很厚才對，但是因為我們的舌頭有自潔功能，口腔會不斷分泌唾液，這些唾液會浸濕舌苔，使之變得柔軟。我們在咀嚼、說話的時候，舌頭不斷地與口腔、牙齒進行摩擦，因而能去除堆積的舌苔與細菌。

只有舌頭的自潔功能受到干擾時，舌苔才容易變厚，最典型也是最常見的原因就是發燒。

發燒時，會沒有胃口，吃的東西多半以易消化的柔軟食物為主，不需要太多咀嚼。另外，也由於唾液分泌減少，會感到口乾舌燥。這時，當咀嚼少、唾液少，舌苔又無法清除時，細菌就會以食物殘渣、脫落的細胞為營養源，不斷生長，這時的舌苔不厚才怪。

睡覺打呼的人，常會張開嘴巴呼吸，空氣從口腔出入，舌苔上的水分很容易揮發而使舌苔變得乾燥、長厚。此外，不喜歡喝水的人，或者天氣乾燥時，都容易出現厚舌苔。

即便自潔功能正常，倘若口腔不乾淨，也一樣會長厚舌苔。比如沒有刷牙或漱口習慣的人，還有本來就一口爛牙齲齒或口腔炎症患者，口中自然有許多細菌，就算是舌頭的自潔功能正常，也一樣會長厚舌苔。

【常碰煙酒及胃病患者，都會有厚舌苔】

其實舌苔形成的機制，如今仍未有明確的證實。在以下情況為什麼會出現厚舌苔，尚無法解釋，只能藉由臨床案例，發現有這些現象。

比如吸煙、喝酒的人，舌苔一般都會比不沾煙酒的人要厚；而胃病患者，舌苔也容易變厚。甚至有些研究還發現，症狀不同的胃病，舌苔變厚的程度與特色也有不同。

朱醫師小叮嚀

當體內濕氣重時，可以按壓或拍打身體的三個部位，它們都位在關節處。

● 腋下：腋窩的極泉穴是心經的重要穴位，可以去除心臟的鬱火毒素。

● 肘窩：有咽喉腫痛、咳嗽痰黃、心煩心熱、口腔潰瘍、失眠多夢等症狀時，可以拍打肘窩，排出心肺毒素。

● 膝窩：膝窩有委中穴，位在膀胱經上。膀胱經是人體最大的排濕通道，如果委中穴堵塞不通暢，會讓濕氣排不出去，可能導致關節炎。

頻尿≠腎虛！拯救被誤診的膀胱

有個病人來看病的時候，說他的腰老是隱隱作痛，但又不是很痛，這種情況好久了。他之前自己看書，判斷是「腎虛」，於是買了很多市售補腎的藥來吃，吃來吃去，毛病還是時有時無，無法根治。於是他到了知名的診所就診，醫生也判斷是「腎虛」，且開了不少藥給他服用，不但沒有任何改善，症狀還加重了，最後來到我的門診掛號。

檢查後，確定病因其實很簡單，就是尿路結石而已。經過一番治療後，這位病人的症狀很快就改善了。所以動不動就認為腎虛，其實是一種誤解，有許多病人，也都因為判斷錯誤，而繞了一大圈。

腎臟疾病造成的問題，才是真正的「腎虛」

和「上火」一樣，「腎虛」同樣是許多人都不樂意聽見的名詞；而電視廣告中，關於補腎的各種藥物，更是充斥在你我身邊。不曉得花錢購買補腎藥品的人，有沒有提醒自己一下：你為何會認為自己的症狀是腎虛呢？你如何確定那些市售的成藥，就能夠治好你的腎虛呢？

腎虛究竟是什麼意思？絕大部分的人應該並不清楚。但只要出現腰部痠痛、夜間頻尿、性功能障礙等幾種症狀，一般人通常就會自我判斷為「腎虛」，然後慌慌張張地到藥局買藥。其實這幾種症狀並不能簡單的以腎虛概括，也不是隨便服用成藥就能解決的。

腰部酸痛最常見的原因是腰部肌肉過度勞損，尤其是長時間坐在辦公桌或電腦前的上班族，由於一直保持固定的姿勢，因此很容易導致腰部肌肉勞損，還會有骨質疏鬆、腰椎間盤突出，以及文章一開始提到的尿路結石或腎結石等症狀發生。

嚴格地說，由腎臟疾病引起的「腎虛」才是真正的「腎虛」。而腎臟疾病之所以會引起多尿，最主要的原因是腎小管出了問題，人體內各種生活中的垃圾液體，首先會通過腎臟的腎小球進行過濾，然後進入到腎小管裡。在這裡，絕大部分水分會被回收，只留下一點點用來溶解那些垃圾，這剩下的一點點水，最後就會被送到膀胱裡，直至變為尿液排出。

如果腎小管出現問題，那麼水分將無法被回收，而只能白白地進入膀胱，被當成尿液排出去，這樣就必然造成小便多、夜尿多。然而引起腎小管出現問題的，目前最常見的是高血壓腎小動脈硬化；但一般人的印象可能是，動脈硬化會導致腦中風或心肌梗塞，也就是會影響到腦、心，對腎的影響卻不太清楚。

其實原理是一樣的，動脈硬化導致血管狹窄、供血不夠，腎臟的細胞慢慢也就會萎縮、壞死，當腎小管的細胞減少的時候，水分回收的工作自然也就會大打折扣，讓尿液增多。

如果動脈硬化引起心臟缺血、缺氧，心臟一定會向中樞神經大喊大叫，我們就會感到胸痛不適。但腎臟受多大的苦也不會出聲，所以罹患高血壓腎小動脈硬化的患者，往往並不會感到腎臟有什麼不舒服，這種病的早期，症狀往往就只有一種徵兆，那就是尿多，尤其是夜間頻尿的現象。

一直跑廁所，到底有什麼問題？

會引起夜間頻尿的原因，還有以下幾種。

水喝太多

有些人習慣在睡前喝大量的水、牛奶、濃茶或咖啡等，喝多了，睡覺時尿多也就不奇怪了。

糖尿病

糖尿病患者因為體內有大量糖分積聚在血液中，因而無法被身體細胞所利用，最後就會進入腎臟，但腎臟卻無法將這些糖分回收，所以只好排出；糖分要從腎臟排出時，只能溶解在水裡而轉換成尿液。

對於正常人而言，身體會將多餘的糖分消耗，或是轉化為脂肪，所以很少會有糖分從腎臟中排出；但糖尿病病患，腎臟卻要排出大量的糖分，排出的糖分多了，自然小便次數就會增加。

前列腺增生造成尿道擠壓

增生的前列腺會擠壓尿道，會使尿道狹窄，導致排尿不暢，當排尿異常時，部份尿液就會停留在膀胱中。或是刺激尿道，對控制排尿的中樞神經產生一項訊息，不斷告知身體需要排尿，因而造成頻尿狀況的發生。

尿道感染而發炎，刺激「想小便」的慾望

在明白前列腺增生引起頻尿的原因後，尿道因感染而引起的症狀也就較容易理解了。局部神經受到發炎症狀的刺激，不斷向排尿中樞發出信息，大腦接收訊息後，自然就會產生一直想小便的情形。

慢性心臟衰竭

心臟衰竭患者的主要症狀，是活動後胸悶和呼吸急促，但也可能造成夜間頻尿症狀的發生，其原因大致如下：

白天時，因為清醒著，於是身體需要大量的能量供給，所以身體會控制腎臟，減少小便次數；而心臟衰竭患者，因血管中的血液流動慢，如果腎臟再多排些尿出去，那血液中的水分更會減少，反而對心臟運作更不好。

在夜晚熟睡時，人體並不需要太多的能量，這時腎臟便會加速產生尿液，也因此體內多餘的物質，在此時便容易透過尿液加速排出。另外，在夜晚時，心臟會分泌許多BNP（腦利鈉

胜肽），而患有慢性心臟衰竭的患者，心臟分泌的BNP值較正常人高出許多，也因此容易造成慢性心臟衰竭患者在夜晚睡覺時容易頻尿。

精神疾病造成緊張，進而影響排尿中樞

正常情況下，尿液從腎臟產生後，會貯存在膀胱裡，而進入膀胱的尿液會對膀胱壁上的感覺接受器，產生擠壓與刺激，而感受器便會向神經中樞發送排尿訊息；當膀胱累積足夠尿液時，即會告知大腦需進行排尿動作。這樣的機制，可以有效確保我們不會因膀胱有些許尿液時，就想上廁所的問題。

但對於一些患有精神疾病的患者，比如憂鬱症狀、焦慮症狀等患者而言，他們的精神情況會反過來影響到排尿中樞，使之也變得敏感起來，例如在正常情況下，膀胱累積五百毫升時，才會向大腦發出訊息；但有精神疾病的患者，卻會在膀胱僅有輕度充盈狀態（少於三百毫升）時，就向大腦發出排尿訊息，使得大腦感覺到尿意，四處去找廁所。

另外還有一種情況，就算沒有精神疾病的人，一定也體會過，如考試前精神非常緊張，以至於連上幾次廁所，但每次都只解出一點點小便，相信這種情況很多人都經歷過。

【性功能障礙】

陽痿、早洩、性冷感，這些都屬於性功能障礙的範疇，但絕不能簡單地用「腎虛」一言以蔽之。

性功能障礙可以簡單地劃分為「功能性」以及「器質性」兩大類，而功能性更是主要原因，大約八成的性功能障礙病人，其實都是功能性的。功能性的意思，主要指的是精神方面的因素，這些一定不是什麼治療腎臟藥物能夠解決的。

朱醫師小叮嚀

我們一般人理解的「腎虛」，其實是有很多原因造成的，很多系統的問題都可能會導致「腎虛」，真正由腎臟引起的反而不多。

所以，對於「腎虛」，我們首先必須要分清原因，而不能盲目地相信廣告，胡亂地到藥局購買任何一種補腎的成藥。我們應該聰明地想一想，自己的「腎虛」究竟屬於哪個原因，再去對症下藥，才能其效如神，否則就只是白白地浪費金錢與精力。

而浪費金錢與精力倒也罷了，就怕長期吃那些補腎藥，讓腎臟真的出了問題。畢竟俗話說得好：是藥三分毒！很多藥物最終都要通過腎臟，化作尿液排放出來，倘若廣告裡的那些藥是有腎臟毒性的，短期吃兩瓶可能還不會有什麼事，但長期服用，可能就會對腎臟造成損害了。一旦腎臟慢慢受損，漸漸地變成慢性腎功能不全，那就是真正的「腎虛」了。

腎功能不全到了最後，就只能靠洗腎或腎臟移植，那個費用可就是天文數字了。

逆轉失眠，好好睡一覺

失眠是個很普遍的症狀，很多人都有過這樣的經歷。

如果你曾經失眠過，那麼請放心，你並不是孤獨的。統計資料顯示，西方國家約有三十五．二%的人有不同程度的失眠症狀；根據台灣睡眠醫學學會的最新調查，每五人就有一人失眠。有專家預估，到二〇二〇年，全球大約會有七億名失眠患者。

揪出失眠的六大元兇

失眠不單是指睡不著覺，像睡眠品質不好或容易早醒，也都叫作「失眠」。

我在求學時，受到的教育是這樣的，失眠可以分為兩種，一種是繼發性失眠，一種是原發性失眠。繼發性失眠就是能夠找到失眠的原因；原發性失眠，說白了就是找不到一個合理的解釋，所以原發性失眠其實也可以叫作「無原因失眠」。

剛開始臨床的時候，確實經常會碰到一些被診斷為「原發性失眠」的病人，不過隨著知識的增加、經驗的豐富，我開始認識到，其實臨床上碰到的失眠病人，基本上都可以找到原因。

一般臨床上，人們最容易引起失眠的原因有以下幾種：

個人因素

關於失眠，基本上，一般人只要有些邏輯分析能力，都可以推理出原因。如天氣突變，溫度驟降，偏偏被子又太薄，那晚上一定會被凍得睡不好覺；或是隔天早上要考試，非常緊張、興奮，那這一晚自然就會輾轉難眠；又或是睡覺前喝了許多咖啡、茶，自然也難以入睡，即使勉強睡著，也由於水喝得多，所以晚上必須多跑幾趟廁所，而那一晚也一定是很難睡了。

因憂鬱、焦慮而失眠

雖然憂鬱和焦慮在醫學上是兩種疾病，但它們的發病原因其實是一樣的，都是因精神壓力過大。只是這兩種病人，極少會因為憂鬱、焦慮前往醫院就醫，九十％都是因為失眠、睡不好覺才前往就診。

以前的臨床醫生對這種失眠，往往沒有頭緒，很多時候只好做出「神經衰弱」的診斷，實際上有大部分人罹患的是憂鬱症、焦慮症或者其他精神心理障礙。

當了解到失眠可能是由憂鬱、焦慮或者其他精神疾病引起的，就樣去找相關的醫生診治。如果想自我治療，最主要的，就是要改善個人的心情。

如果想利用按摩緩解，可以利用按壓手上的合谷穴與腳上的太衝穴。這手腳的左右兩邊共四個穴位，合稱為「四關」，是用於中醫診斷為「鬱病」的針對性取穴處方，具有疏肝解鬱的功效。**經常按壓，對於憂鬱、焦慮都是有幫助的。**

頸椎病造成頸部不舒服

現在很多上班族、低頭族，工作整天要對著電腦，下班時就算不當「鄉民」也喜歡滑手機，因此基本上或多或少都會得到頸椎相關的疾病。

典型的頸椎疾病，一定是感覺頸部痠痛，但也有不少病人並沒有什麼不舒服，唯一的症狀可能就是失眠。頸椎病會引起失眠，這也是近幾年才被醫學界注意到的。

頸椎疾病不會引起頸部痠痛卻會引起失眠，是因為頸椎病會刺激頸部的神經，這些神經就會不斷地向腦部的中樞神經傳遞訊息。這種訊息並不會很強，所以傳遞不到大腦皮層這麼高的層級，也就無法令我們意識到，但是比大腦皮層低級的中樞神經細胞卻能夠感覺到。

偏偏我們要能睡著、睡好，必須要得到這些基層中樞神經細胞的許可；或者說，它們休息了，我們才能真正地入睡。這時，頸椎不斷傳來訊息干擾著這些低階的中樞神經，使人無法好好睡覺，就算睡著了，也會被頸椎的訊息干擾著，而容易醒來。

胃、心、肺等臟器有問題

除了頸椎神經傳來的訊息會干擾我們無法正常睡眠外，其他地方如果也不斷地傳來干擾訊息，同樣會使睡眠品質變差，而這個干擾訊息的來源，最常見的就是胃、心、肺。

「胃不和則臥不安」，這句古代醫家傳下來的名句，說明數百年前的古人，就已經認知到失眠可能與胃有關。

如果胃病嚴重，引起胃痛等症狀，又或是睡前吃太飽，那一定會睡不著。但如果胃病不是太嚴重，還沒有引起明顯的不適，一般人可能就想不到，原來失眠與自己的胃有關了。

這有點類似頸椎病引起的失眠。當胃部有病變，就會刺激胃的神經，令神經傳出不舒服的訊息，到達腦部的低階中樞神經細胞，這些低階中樞神經被吵得無法入睡，人也就只好失眠了。

至於**心、肺容易引起睡眠品質不佳的原因，心最常見的是冠心病，或者慢性心臟衰竭；肺則是慢性阻塞性肺病、氣喘。**

更年期症候群

五十歲左右的女性，月經即將徹底中斷，這時候體內的內分泌系統正面臨極大的變革，也代表著將從此徹底失去生育下一代的能力。

這麼大的一個改變，而影響到睡眠是再平常不過了。事實上，除了失眠，女性還會有如心煩氣躁、手心出汗、心慌心悸等各式各樣的不適發生。

這種病的治療很麻煩，只能建議各位女性在五十歲前後，月經快要斷絕，或者離絕經已經沒有太長時間，這時候又發生失眠狀況，那妳就得想到更年期的可能性，然後去找相關的醫生診治。

打呼問題

睡覺打呼的人如果出現失眠，一點都不必奇怪，他們倒不會睡不著覺，反而像是睡了很久，但醒來後還是覺得精神不濟，經常打瞌睡，好像昨晚根本沒睡一樣。

打呼是空氣從鼻腔進來後，通過咽部，然後再進入氣管、肺臟；如果鼻腔、咽部這裡的空氣通道狹窄，當空氣通過這個狹窄處時，就會產生強烈的響聲，這就和各種管樂器發音的原理一樣。

空氣通道狹窄，就意味著氧氣不容易進入，肺裡的廢氣排出也困難。當我們睡覺的時候，其實體內的器官並沒有休息，而是在進行新陳代謝，為第二天醒來後的工作做準備。做這種準備是要消耗能量、消耗氧氣的，偏偏打呼的人，氧氣吸入不足、廢氣呼出不夠，這樣又怎麼能指望準備工作做得充分呢？

打呼怎麼治療我可不是內行，遇到失眠的病人，如果我判斷是由打呼引起的，都會介紹他去五官相關門診。

朱醫師小叮嚀

如果睡覺的時候一直鼾聲不斷，這樣可能只是會影響睡眠品質。但如果有下列這種情況，那就得多加注意了。打鼾打到一半，突然鼾聲驟然停止，似乎連呼吸都已完全停止，正當你擔心對方還需不需要呼吸時，過沒幾秒，他的呼聲又「重整旗鼓」，繼續綿綿不絕。

像這樣的打呼，醫學上叫作「睡眠呼吸暫停症候群」，這種病如果嚴重的話，是會有生命安全的危險。

發燒，到底該不該吃抗生素？

體溫如果超過了三十八．五度，就叫作發高燒，低於三十八．五度則為低燒，當然這是專業的說法，俗稱就都是「發燒」。

發燒的滋味不好受，不過，這種難受的滋味，在絕大多數情況下，卻是我們人體「自找」的。

發燒是人體「自找」的

在腦部的中樞神經系統中，有一個部門叫作體溫調節中樞。正常情況下，它的工作是監控人體的溫度，使之保持在攝氏三十六．五度到三十七．五度。如果太高了，就會命令皮膚下的血管盡可能地擴張，以使血液盡量流到這裡，把體內的熱氣給散發出去；如果體溫過低，它就會反其道而行，使皮膚下的血管盡量地收縮以減少散熱，同時讓肌肉盡可能地收縮以產生熱量，如此一來，產熱大於散熱，體溫就可以上升。

正常情況下，體溫調節中樞只會把攝氏三十六．五度或三十七．五度作為自己的工作目標，若它的目標改變了，將攝氏三十八度、攝氏三十九度，甚至攝氏四十度作為自己的工作目標，藉由減少散熱、加強產熱的手段，很容易就能把體溫升上去。

體溫調節中樞會改變自己的目標，主要是因為接到了免疫系統發來的請求。**免疫系統就如同一套防毒軟體，職責在於抵抗外來病毒的入侵，對內則消除潛在的病毒。一旦免疫系統準備殺死病毒的時候，它就會向體溫調節中樞發出升高體溫的要求，體溫調節中樞也必定會答應，使體溫上升。**

免疫系統一打架就要求體溫上升是有原因的。首先，只有在超過攝氏三十七．五度以上的溫度環境下，免疫細胞的戰鬥力才是最強的。其次，體溫上升後，心臟的跳動速度會加快，血管裡血液的流速也會明顯加快，全身各處的免疫細胞，都能夠因此在最短的時間內到達前線，投入戰鬥。

這兩個原因，足以令體溫調節中樞，在一接收到免疫系統發出的要求時，就立即開始升高體溫的工作。

不論是病毒、細菌或黴漿菌，抗生素一律通殺

病毒、細菌、黴漿菌等這些就是外敵。首先要考慮的是，它們是從哪裡進來的，現在在哪裡。

比如感冒，病毒一定是從鼻腔或口腔進入了上呼吸道，但還沒能進入肺臟裡；肺炎也一樣，不過病毒或細菌走得更遠，深入到了肺臟裡面；泌尿系統感染，是細菌沿著尿道逆流而上，還沒跑遠的，還只是尿道感染，如果侵入至人體較深處的，就會跑到腎臟附近，引起腎

盂、腎炎等。還有一些進入人體的途徑，如皮膚擦傷、釘子劃傷，或是吃了不乾淨的東西，而導致病從口入等。

要確定「敵人」是從哪裡進入並不困難，因為在進入的局部會有相應的痕跡。如感冒有鼻塞、流涕；肺炎有咳嗽、咳痰，照X光可以見到肺部有陰影區域；泌尿系統感染有頻尿、尿急、尿痛，驗尿分析後，可見到尿裡面有大量的白血球；皮膚擦傷時，局部會有紅腫熱痛等。絕大多數情況下，都容易判斷。

下一步就是應該搞清楚到底是什麼病毒、什麼細菌、什麼黴漿菌造成的。

透過血液中的細胞分析，並不能夠判斷病毒的具體身份，只能夠大概的分類。例如細胞中的白血球，尤其是嗜中性球升高，那麼就可以考慮是細菌引起。

不過分類也很重要，尤其是對於是否使用抗生素有著關鍵性指標。臨床上最常見的發燒，就是病毒引起的感冒，細胞分析可以看到白血球含量沒有升高，這時候就根本不必使用任何抗生素，而只需要採用簡單的感冒藥等就可以處理。

至於反覆發燒，或者發燒情形非常嚴重的，醫生就會進行更詳細的檢查，進一步確定這些入侵者的具體身份。如血液培養，就是在發熱，尤其是體溫超過攝氏三十八．五度時抽血，這時血液中可能就含有少量的病毒，然後將血液試管放在實驗室裡，用上幾天時間，令血液中的病毒在適合的環境中，瘋狂繁殖、茁壯成長，這樣就可以藉由實驗室的檢查方式來確定其身份。還有咳出的痰培養、尿液培養等，原理也都大同小異。

在這段時間內，除了確定這些病毒的身份外，還可以先試用不同的抗生素，由此來初步判斷，哪些抗生素對此病毒最有殺傷力，這就叫作藥敏試驗，最後得出的結果，就能夠提供給臨床極大的指導。

另外，像一些常見的「侵入者」，如結核桿菌，已經製造出了相應的檢查藥劑，只要在患者的皮膚上打一針，如果體內確實有結核桿菌，打針的地方就會有明顯紅腫發熱，這就稱作「結核子試驗陽性反應」。

最理想的狀況是先確定這些病菌的真正身份，然後再針對性的選擇治療。但這很難做到，醫生往往只能憑自己的經驗，以及一些簡易的檢查來進行判斷，如**病人咳出的痰是黃色的，通常就表示有細菌感染（白痰一般就意味著沒有細菌）**；抽血分析發現白血球升高、嗜中性球升高，表示有細菌入侵，可以使用抗生素。

但能使用哪種？不知道。畢竟就算是病人願意做細菌培養檢查，也得數天後才能得知結果，所以只能憑臨床經驗預估。由於不知道究竟是哪種細菌，也只好選擇那些廣泛的，就是多種細菌都能通吃的抗生素；且往往在病人的強烈要求下，醫生們為了滿足病人，還不得不使用最好的、最貴的、最能通吃的那種。

細菌演化快，抗生素無效

這是臨床治療病毒、細菌等入侵，造成發燒的實際情況，不過偶爾這樣做，問題倒還不大，怕就怕頻繁地這樣進行。

身邊非醫學專業的朋友，還有我自己，都看過許多病人有這樣的習慣，家中藥櫃裡裝了大量的抗生素，還都是價格昂貴的藥品，當感冒發燒就吃上兩顆。其實他們根本沒有正確的觀念，細菌也是很聰明的，它們會在戰火中成長，會在戰爭中學習，進而產生對抗生素的「抗藥性」，一旦這種抗藥性形成，下次再用同一種藥就會完全無效。

之前看過一則報導，說有所醫院治療一位發燒的病人，病患確實有細菌感染，細菌培養也確認了身份，但藥敏結果卻所有人都嚇了一跳，這位病人體內的細菌原來是個超級細菌，對所有已知的抗生素全部有抗藥性，因此沒有一種藥有用，醫生只好告訴家屬：「對不起，我們沒辦法！」

原來這位病人很有錢，家中存放了一堆各式各樣、最好的抗生素，沒事就吃上兩顆，自認為是為體內「殺毒」。長久下來，他體內的細菌已經身經百戰，見識了所有的抗生素，自然是無藥能敵了。

當免疫系統叛變，就會「自己打自己」

發燒最主要還是由病毒、細菌等引起，但也有些情況和這些都無關。

有時候，免疫系統會槍口對內，自己人打自己人，這就是「內患」引起的發燒。有些細胞原來是人體的細胞，與免疫系統的細胞本是同根生，現在卻反目成仇，而為了整個人體的和諧，免疫系統必須把槍口指向它們。

最常見的原因是，原來身體的細胞已經死亡，其原因大致有：燒傷、手術引起的組織損傷、跌打損傷，或者血管梗塞引起的心肌梗塞、腦細胞壞死；又或是腫瘤造成的周圍細胞無辜喪命等等。這些細胞的屍體如果不加以處理，就會對周圍活著的細胞產生危害，甚至可能透過血液循環，對其他部位的細胞產生大規模的影響。

有時候，發燒和免疫系統沒有任何關係，比如甲狀腺激素分泌過多，會使人體的代謝速度明顯加快，結果就是造成體內熱量產生過多，導致皮膚下的血管再次擴張，這時就算把舌頭都伸出來散熱，散熱的速度也趕不上體內產熱的速度，因此這時候就會發燒。

還有一種發熱是例外，這種情況稱為「FUO」，稱作「不明原因發熱」。

其實只要是發熱，一定都是有原因，最起碼也都會有個大概的原因，例如病毒引起的感冒發燒，醫生雖然無法準確說出病毒的名字，但起碼大概知道發燒的原因是「病毒」引起。而不明原因的發燒，則是一時間根本找不出確切的原因以及合理的解釋，來說明這次發熱的起源。

FUO的出現，往往與一個醫生的水準，以及醫院的檢查水準有關，經常會碰到一些病人，在小醫院被診斷為FUO，後來經過進一步的深入診治，很快就能確診，其原因就在於此。

朱醫師小叮嚀

我曾經遇過一位長期發燒的病人，這位病患一直都有低燒問題，也看過許多醫生，做過許多檢查，吊了很多點滴，花了很多錢，但卻都找不到原因。

最後我注意到他的發燒竟然與股市的漲跌有關，一旦股市大跌，他的低燒就會出現。發現這個很有規律的原因後，我就替他轉診給心理醫生，看了一、兩次後，這位病人的低燒症狀就消失了。這件事令我更加深刻的體會到，只有正確找到病因，才能有效且快速的治病救人。

口臭退散！口氣清新大作戰

抽完一支煙、吃完一顆大蒜或洋蔥時，當下嘴巴所散發的氣味肯定不討人喜歡，但這種口臭更準確的說，應該是屬於煙臭、蒜臭或蔥臭，這一類的口臭問題，只要嚼幾塊薄荷口味的口香糖就可以搞定。

如果沒抽煙、也沒吃蔥和蒜，又或是這些東西已經吃完一段時間後，嘴巴中的味道還是臭的，那才算是真正的口臭，那種情形就不是吃一堆口香糖就可以解決。

而這種屬於真正的口臭問題，依據臭氣的來源，主要是來自口腔或胃，也會有其他原因所造成。

口腔有毛病，口氣一定出問題

來自於口腔中的臭氣，味道類似放屁。這種像放屁一樣的臭氣，從化學角度來說，稱作硫性口臭，因為兩者都含有「硫」這個元素，而屁的成分就是二氧化硫，至於硫性口臭，則是屬於揮發性硫化物（VSCs）。

這些硫化物是從哪裡來的呢？基本上就只有兩個位置，一是舌頭，二是牙齒周邊。

在我們的口腔中，都含有大量的細菌，這是無可避免的。而舌頭和牙齒周邊，其實還有其他物質，如唾液、鼻腔中所流下來的鼻涕成分、黏膜細胞死亡後掉下來的碎片，以及無數的食物殘渣，這就是舌苔形成的原因。這些東西加上口腔中原有的大量細菌，就會產生一種酵素反應，細菌會把唾液、鼻涕中的含硫氨基酸給分解掉，如此一來，更小體積的揮發性硫化物就此產生了。這時只要一張口，這些硫化物就會「蜂擁而出」。

如何判斷你的口臭是否帶有硫化物呢？有以下三種方式。

自己聞聞看

但這種方式並不一定準確，長期口臭的人，說不定自己的鼻子已經適應了，根本分辨不出，就只能勉為其難的請其他人忍著臭氣，幫你確認一下像不像屁的味道。

看舌頭上的舌苔

如果舌苔很厚，且長滿整個舌面，而最表層還有一層白色物質，這種情況一定就是屬於硫性口臭。已有多項研究發現，舌苔越多、越厚，口臭就越明顯。

有沒有良好的刷牙習慣

如果沒有養成刷牙的好習慣，牙齒周圍必定有著大量食物殘渣，口臭問題也就與硫化物脫不了關係。另外，如果是有經常性牙痛症狀，且口腔中還有幾顆蛀牙時，便更加可以肯定是細菌代謝產生的臭氣了。

如果是這類型硫性口臭的問題，就應常刷牙、漱口、經常保持口腔的衛生和乾淨。而更值得一提的是，**刷牙時也要刷一下舌頭，因為不僅牙齒周圍會是臭氣的來源，舌頭表面的舌苔同樣也是**，兩者基本上一樣重要，假如只刷牙而不刷舌頭，那結果就只會是事倍功半了。而如果口中的蛀牙一直沒有處理時，口臭問題其實也是無法改善的。

腸胃疾病也會導致「壞口氣」

當口臭問題是來自於自己的胃，這種情形相信大家應該都有過。例如某一天胃口不好時，加上又吃了一些難消化的食物，過了幾個小時後，這些食物仍沒有從胃部排進腸道，這時候，其實食物早已經在胃部消化發酵了幾個小時，並且產生大量的酸腐氣體。

這些氣體最後不會從肛門變成屁排出，因為路途太遙遠。於是這些氣體就選擇直接從胃部往上竄，順著食道，最後從嘴巴裡衝出，那種味道是會連自己聞了，都會噁心作嘔的，但這種情形的口臭症狀，其實只要等胃口恢復正常後，就會自然消失。

有長期消化不良、便祕症狀的人，當消化系統的功能一天沒有恢復，口臭問題就一天無法排除；除非每一餐都吃得很少，或是都吃一些好消化的食物，否則只要食物殘渣停留在胃部太久，發酵後的氣體就會直接由嘴巴中排出了。

不過也有許多消化功能很好的人，吃下肚的食物經胃處理後，很快就能進入腸子裡，但為何這樣還會有口臭呢？基本上就是因為我們的胃裡，存在著幽門螺旋桿菌。

幽門螺旋桿菌和口腔中的細菌不同，它所分解出的產物並非硫化物，而是氨氣，具有「阿摩尼亞」的氣味。當氨氣在胃內累積到一定濃度時，就會透過食道由口腔呼出。

而幽門螺旋桿菌和胃潰瘍、胃炎都有密不可分的關聯，而這是否就代表，如果當口臭的情形是因氨氣引起的，那自己是不是也已經罹患胃潰瘍、胃炎呢？

其實是不一定的，大多數的人，胃裡都有幽門螺旋桿菌，但卻不代表一定會有胃病，因為我們的胃自有一套完善的機制，在面臨幽門螺旋桿菌的侵襲時，會自我防範，而只有在無法防範的情形下，胃病才會發生。

所以因胃部而造成口臭的原因，是因為胃裡雖然有許多幽門螺旋桿菌，但依然沒有對胃部造成損傷，但這些幽門螺旋桿菌卻會在胃部，將大量的食物進行分解，而分解後所產生的氨氣到達一定的量時，就會直接由口腔中排出，進而形成口臭。

朱醫師小叮嚀

除上述幾種常見，容易造成口臭的原因外，還有以下一些較為少見的因素。

- 患有肺囊腫或肺癌的病人，一張口就會有一股腐臭、惡臭的氣味，那是沒辦法的，因為肺裡的組織都腐爛掉了。
- 腎功能衰竭末期的患者，由於沒有排尿，因此在體內大量的代謝產物持續堆積，且無從排出，所以當中的尿素會分解為氨氣，從肺部排出，當然也會造成有極度難聞的味道產生。
- 鼻腔處有疾病也會造成口臭，如鼻咽癌末期、鼻囊腫，由於鼻子和嘴巴是相通的，因此鼻腔中的臭味也會由口腔散佈而出。

假如真有以上疾病產生時，相信大多數的病人在就診時，通常都只會告訴醫生，「我的肺不舒服」、「我尿不出來」，或「我的鼻子很難受」，而大部份的人絕不會告訴醫生「我的嘴很臭」，因此反而容易令醫生在診斷上有所忽略，畢竟對於這些疾病來說，口臭只是一個很小的臨床經驗，所以通常談到口臭問題時，也往往會忽略這些其他因素而造成口臭的原因。

便祕大解脫！腸道順暢人生就順

當便祕偶爾出現時，並不足為懼，因為往往很快就會自動恢復正常；但如果久久便祕，似無終日時，也千萬不要急著去藥房買瀉藥或通便的藥物服用，應該先想想到底是什麼原因引起的便祕，這才是聰明的做法。

吃得好也要拉得好

要分析便祕的原因，首先得了解正常的排便是如何完成的。

當食物進入胃部，再到小腸裡，將能吸收的營養吸收殆盡時，剩餘沒被吸收的部份就會進入大腸。而大腸分為結腸和直腸兩部分，直腸較靠近肛門，長度也較短，至於結腸，長度較長且直徑大。

小腸中的食物殘渣會有點像麵糊，因為當中含有相當多的水分，在進入結腸後，隨著結腸的蠕動，就會慢慢往肛門方向推移。在過程中，過多的水分會被慢慢吸走，回收到血液中繼續循環，如此一來，在最後排出來時，排泄物中的水分含量才會恰到好處，也才會成為條狀。

而排便的過程中，水分太多，相對留在身體內的水分就會減少；水分太少，則會讓食物殘渣變得非常乾燥，與腸壁之間的摩擦力大增，結腸蠕動時，這些殘渣就很難向肛門的方向前進。再則，最重要的一點，就是食物殘渣的體積會明顯縮小。

另外，也必須要有足夠大的體積，這些食物殘渣才能對腸道上的感覺接受器產生壓力，並引起這些感覺接受器的注意；而當感覺接受器被啟動，一個神經信號才能通過神經纖維，上傳至中樞神經系統，這個信號翻譯過來大致是：「殘渣廢物已經夠多了，應趕緊從肛門處排出，以上意見是否可行。」這就是我們之所以會有便意的原因，也就是想去廁所解便的感覺。

中樞神經系統收到指示後，如果實際情況允許，比如找到廁所，且自己正好也有時間去做廁所，於是便會產生一個「可以排便」的訊息，然後肛門處的肌肉就會鬆弛，因此身體中的大便就這樣，順利的被排出來。

你的便祕是哪一種？

了解身體是如何正常排便後，再來談論便祕就比較簡單了。一般常見的便祕原因，大致上有下列幾種。

青菜吃太少，無法刺激腸胃蠕動

腸道神經系統要傳出信號，主要由食物殘渣體積的大小判斷，所以正常情況下，吃得多就會拉得多、跑廁所的頻率也變得比較高；吃得少時，自然就很難有大便產生。

但卻有許多人，尤其是每一餐都吃得很飽的人，他們會覺得自己雖然吃得多，卻拉得少，或是需要很長一段時間才會想跑廁所，其實原因就在於，**大多數情況下，人們吃的食物過於精細，而過於精細的食物和粗茶淡飯相比時，其實會有許多部分被吸收掉，因此留下的殘渣就會比較少；再者是，精細的食物裡面含有的粗纖維質較少，無法促進腸胃蠕動。**

粗纖維質是一個籠統的概念，簡而言之，就是青菜中含有大量的纖維，就是所謂的粗纖維質，而粗纖維質的作用就是吸收大量的水分，使食物殘渣的體積增大，進而達到刺激腸道神經的目的；如果食物殘渣中的粗纖維質很少，那麼食物殘渣的體積就不可能太大，再加上結腸還會不斷地從這些殘渣裡回收水分，如此一來，可以想像這些殘渣會何等乾癟。

所以我們從小就被教育吃飯的時候要多吃青菜，其中一個原因就是要攝取足夠的粗纖維質，以備在結腸處用上。只是很多人小時候，在父母的管束下尚能注意，長大成人後無人管束、自由自在，這種習慣往往已經消失，而且也變得挑嘴，所以吃的東西越來越精細，才因此容易導致體內粗纖維質不足。

小時候的教育除了要多吃青菜外，另外就是要多喝水。這個道理很簡單，假使你吃的都是草，食物殘渣中也只會有粗纖維質，吸收保有水分的能力極強，但如果沒有喝足夠的水，這些粗纖維質也只好是「英雄無用武之地」。

● 治療方式

要治療這種便祕，就從檢視自己每天所吃的食物開始，強迫自己多吃五穀雜糧、粗茶淡飯，確保攝取足夠的纖維素即可；反之，如果不是循這種正常管道處理，而是直接服用瀉藥，且是長時間服用，那就容易引發其他問題。

長期服用瀉藥，腸道神經很難被啟動

我過去曾看過不少病人，一開始是因纖維素攝取不足而引起便祕，進而開始服用瀉藥，當然瀉藥也很容易取得，而市面上也有許多廣告都強調食用後，能有效促進排便、達到養顏護膚的功效。

其實，這些藥物進入大腸後，其中有些成分能夠透過化學作用，進而刺激腸道神經，而且這種刺激方式，往往是比正常情況下，只憑食物殘渣體積增大的方式，而給予的刺激強得多，因此自然藥效顯著，通常一吃就能有糞便「滾滾而來」的效果。

儘管功效顯著，但長時間服用這些藥物後，腸道上的感覺接受器就會慢慢習慣這一類藥物，也就是只有刺激的強度和這些藥物差不多時，感覺接受器才會被啟動；而低於這個強度，如正常情況下，食物殘渣靠體積增大給予的刺激，因強度不足，所以根本起不了任何作用。

所以對於長期服用治療便祕藥物的人而言，一旦停用，便祕很快就會「捲土重來」，而且程度比以前更甚，原因就是腸道神經已經被藥物刺激過度，而造成腸道再也無法對一般食物殘渣產生反應。

因此**通便藥物只能短期使用，而不是長期服用**，但現在許多人都把這些藥物當做保養品，並且成為一種生活習慣。而其實，對於販售這些藥物的廠商而言，就是希望消費者養成這種習慣，一旦停用，就會很容易再出現便祕，然後就得重新購買。從某種角度來說，這些治療的藥物，其實是可以與毒品相提並論的，一旦長期服用，真的是容易會有「上癮」的感覺。

當然，還有其他一些原因，也是會造成感覺接受器無法傳出信號，如吃錯東西而拉肚子，而等腹瀉過後又開始便祕；又或是慢性腸胃炎、過敏性結腸炎等等，這都是因為腸胃疾病會導致腸道神經受損，使其靈敏度明顯下降，如此一來，感覺接受器自然就無法準確地傳導出信號。

● **治療方式**

如果是因長期服用瀉藥引起，那就得先停用，然後多攝取一些含粗纖維質的食物，讓你的腸道慢慢地重新適應回來，不過在這調整的過程中，就得多點耐心了。

倘若是腹瀉後出現便祕，這倒不必太擔心，因為人體有自動修復的功能，讓腸道休息一段時間，自然就會恢復正常，而這一類的便祕只會是暫時的。

但若是慢性腸胃炎、過敏性結腸炎，在治療上會比較麻煩、棘手，所以建議最好是前往醫院就醫，並聽從專業醫生的建議。

長期忍耐便意，讓大腦「阻止」排便

當腸道神經將請求排便的指示，發送至中樞神經系統後，身體必須得到批准，才能順利進行排便工作。如果這種指示經常得不到大腦核准時，這些腸道神經自然就會心灰意冷、意志消沉，而呈現懈怠的狀態；即便腸子中的食物殘渣已經很多，這些神經也會覺得「多就多吧！反正向中樞神經報告了也沒有用。」

而這種情形是很常見的，有許多便祕的患者，都是一些工作繁忙的上班族，或是緊張、壓力大的學生，而他們的發病原因很簡單，大多是因為事情很多、很忙，即便有便意，也覺得沒時間去廁所，所以只好忍著，晚一點再去排便；但也因為時間久了，養成了每次都晚一點排便的習慣，於是他們的腸道神經就會越來越覺得沒意思，到最後，乾脆就懶得有所作為，也因此造就了便祕的情形發生。

另外，還有憂鬱症、焦慮症患者，這些人的中樞神經系統，都處於長期緊張、心煩意亂的狀態下，對於腸道神經所發出的資訊，更是置之不理，除非是腸道中，食物殘渣太多，否則如果只是正常的數量時，他們根本感覺不到便意。

也有些患有肛門疾病的患者，如痔瘡、肛門乾裂等，一排便就痛到不行，所以每當便意傳來，就只好強行壓制，久而久之，也會造成神經的感受錯亂。

● 治療方式

養成良好的排便習慣，這就是治療之道。如有痔瘡、肛門乾裂等症狀，應儘快就醫治療。

久坐不動，腸道與腹肌的動力不足

食物殘渣在大腸中，是慢慢向肛門處蠕動，最後到達肛門時，才能被排出，而要向前就得有動力。

排便的動力，一方面是腸子本身的蠕動，另外就是得靠腹肌、膈肌等各種肌肉收縮，對腸子產生擠壓的力量。但如果體質很虛弱，在這兩種個動力都不足的情形下，那一定就會引起便祕。

尤其如果長時間坐著，不喜歡運動，這兩種動力更會明顯下降。有許多便祕病患，如住宿的學生就很符合這個特質。在他們每天的生活流程中，都是教室、餐廳、宿舍，這種「三點一線」的生活，在教室是坐著不動的，回到宿舍也是打開電腦上網，而很少到操場運動，這些人的腸子的動力、肌肉的動力，一定都無法與正常人相比。

● **治療方式**

適當的運動，才能增加推動力，這是解決便祕問題最有效的方法。

大腸直腸癌的警訊

在腸子中，若是有哪一段比較狹窄、食物殘渣通過會較困難，自然就容易便祕。而在容易引起這種狹窄的眾多原因中，最值得注意的是大腸癌和直腸癌。

假如**長期便祕的人費了九牛二虎之力，所排出來的是一條很細的排泄物，那麼就要警覺到有可能是癌症的徵兆**，這是因為腸道中，如果因腫瘤的突出，只留下一個小小的通道讓大便通過，如此一來，大便也只能從這個小縫隙裡努力的擠出去，而在擠出後，自然也就成了細細的一小條。想想擠牙膏，你就能更加能夠明白上面所形容的景象。

這種原因引起的便祕，通常還有個特徵，**就是大便表面會帶有一點鮮血**，這是糞便強行通過腫瘤處，摩擦腫瘤後所造成的出血，如果有這種情況發生時，一定要更加重視。

● **治療方式**

如果有以上面所說的那些大便很細、大便有血的症狀，最好的辦法就是趕緊前往就醫，尋求正確的處理方式。大腸癌、直腸癌雖然發病率不算太高，但如果沒有早期發現、即時治療，那後果就會變得非常嚴重。

朱醫師小叮嚀

在我還在就讀大學時，有一位非常專業，且認真的老師，我去年想前往探視他時，卻得知他已經去世了，追問後才知道，原來他有長期便祕的問題，但卻懶得去治療，大多數的時候都是自己開些中藥來吃。

這種狀態拖了一年，直到這些中藥都無效時，他才到肝膽腸胃科，尋求同事的協助，但一檢查，便發現是直腸癌，而且已經是末期了。

身體不受控，一直打嗝怎麼辦？

在炎炎夏日，許多人一回到家，第一件事就是打開冰箱，大口喝下一大瓶可樂，不用多久，就會感覺到一股熱氣從胃中升起，然後打出一個長長的嗝，這是種很正常的現象，相信每個人都體驗過。因為當胃一下充滿了可樂中的二氧化碳時，這些氣體就會快速從喉嚨裡排出，發出尖銳的響聲，等二氧化碳排完，打嗝聲自然也就會消失。

但這種只打一次的嗝，並不是我們所要討論的。我們要探討的是那種一個接著一個的嗝，這在醫學上叫作「呃逆」。

這種打嗝的原因很主觀，因為在「打嗝」這個名詞中，「嗝」這個字就已經指出了發生的原因，意思就是指膈肌痙攣，或是膈肌不自主的收縮。

膈肌位於胸腔的下部，當正常呼氣的情形下，這部份的肌肉會進行收縮，進而向內擠壓肺臟，這樣就能有助於將肺部中的濁氣迅速排出，此時的膈肌，是能夠受我們大腦所控制的；而當呼氣速度慢一些時，膈肌收縮也相對會較緩慢，所以當我們憋住氣時，膈肌就會乖乖地完全不動。

而當打嗝發生時，膈肌卻是完全脫離我們的意識控制，發生不自主、完全散漫式的收縮，且收縮會變得非常用力、迅速，因此肺部中的空氣也會受到巨大的力量擠壓，進而被快速排出。

嗝不停，只是「一肚子氣」，還是疾病的警訊？

打嗝可以分為一次性和頑固性兩種，區分的方式是按打嗝時間的長短來分辨。絕大多數的打嗝，都是一次性，即便完全不做任何治療，也是會慢慢自行停止。但當打嗝時間持續四十八小時仍不停止時，就屬於頑固性，有時候即便已經進行治療，仍然有可能會持久不斷。過去我就曾見過一位患者，他可能是打嗝時間持續最久的病人，因為他的症狀持續了三個月之久，且仍然無法停止。

打嗝是人體的一種神經反射動作，膈肌處的神經或胸腔處的迷走神經、交感神經產生信號傳入，然後到達頸部的脊髓神經，又或是到達更高處的腦部神經中樞，最後這些神經中樞發出信號，傳遞到膈肌，以及聲門處的肌肉，使其發生收縮，最後造成肺部的氣體快速排出。過程中，如果肺部有細菌等異物時，也能順便幫助肺臟「排出毒素」。

因此**在數千萬年前，打嗝其實和咳嗽、嘔吐、打噴嚏一樣，也會經常發生，這些症狀都被認為是人體自我防護的神經反射類別**。

但隨著人類的進化，可能造物主也發現，既然咳嗽、噴嚏、嘔吐這些已經是有效的排毒方法，似乎也就用不著再加個打嗝來畫蛇添足，於是打嗝就逐漸退化了，就像人類以前有條尾巴，後來卻消失了一樣。

但構成打嗝神經反射的各個部分，卻沒有真的退化消失，只不過是在各處不相來往而已，而在特定的情況下，這個反射神經仍會重新產生交集，使打嗝的動作重新被啟動，因而產生打嗝。

組成打嗝神經反射的三個部分中，如果任何一者受到刺激，都有可能使這個神經反射重新被啟動，最常見的情況就是喝水或吃飯吃太快，刺激到喉嚨、聲門處的神經，而令神經產生一個訊息，引發打嗝的神經反射重新啟動。

另外，以下幾種疾病，也會刺激該處神經中樞，引起打嗝。

腦部疾病

腦中風、腦部腫瘤、腦炎等腦部疾病，或是精神疾病發作時，也都有可能會刺激到腦幹處的神經中樞，引起打嗝反應。

胸腔疾病

心肌梗塞、心包炎、肺炎等發生於胸腔處的疾病，也會刺激到胸腔處的神經，引起打嗝。

腹膜炎

腹膜炎、腹腔腫瘤等腹腔疾病，同樣會刺激膈肌、膈神經，進而激發神經反射。

阻斷神經的反射作用，就能有效止嗝

打嗝其實是重新啟動已退化的神經反射，只要能干擾、阻斷這個神經反射過程，那麼打嗝自然就會消失。最有效的穴位有：耳穴中的膈、攢竹穴、天突穴（胸骨上緣中部微凹處）、膈俞、膻中、中脘、氣海，刺激這些穴位時，都能產生神經信號，干擾打嗝的神經反射。

如天突穴，因靠近聲門，刺激這裡，就可以干擾聲門接收來自神經中樞所傳來的打嗝信號。膈俞、膻中、中脘、氣海，這些穴位產生的神經信號，則會干擾膈神經、胸腔處神經信號的產生、傳導；攢竹穴、耳穴中的膈，則能直接對腦幹處、脊髓的神經中樞產生作用，發生干擾。

一般來說，我們根本無法判斷，到底是哪一個部分的打嗝神經，因受到刺激而啟動，所以最好的方法，就是三個部分同時干擾，這樣就可以保證無一遺漏。

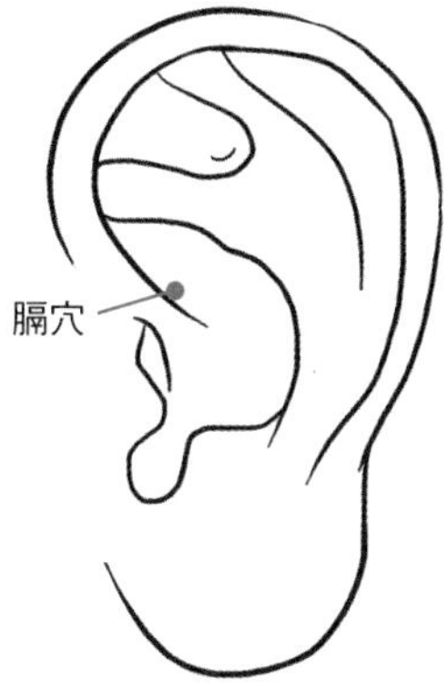

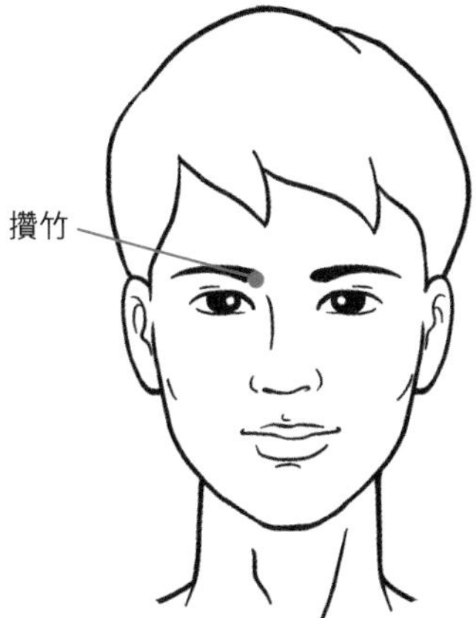

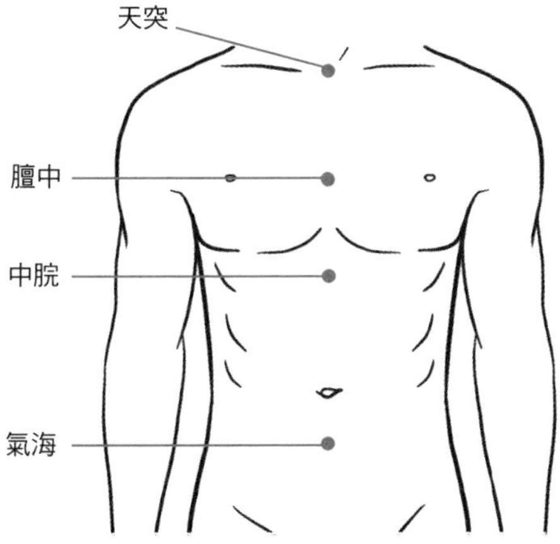

如果無法記住這些穴位的名稱時，其實還可以採用以下幾種方法：

深吸氣、深閉氣

利用這種方式，便能讓大腦對膈肌、膈神經發出強制性的信號，藉此來干擾它們的活動。

分散注意力

這種治療方式就是讓別人突然嚇你一下，這時候的腦部受到突如其來的驚嚇時，就可能達到強烈干擾打嗝反射神經中樞的活動。

按壓雙眼眼球，或用棉花棒伸進口腔刺激喉嚨

這些方法，可能會干擾打嗝反射中的迷走神經、交感神經，使之無法再產生信號傳入。

服用藥物

最常被使用在治療打嗝的藥物，大致有抑制嘔吐的相關藥品，或治療精神方面相關的藥物，這些藥物都能直接作用於大腦中的神經細胞，降低其興奮性，使之不再向膈肌發出打嗝的指令。

神經麻醉

打嗝實在無法控制時，有時候就會使用麻醉藥，在病人頸部進行注射，目的是將交感神經

徹底阻斷。但是這種治療方式對醫生的技術而言，是有相當嚴格的要求，因為神經麻醉是有一定的風險性，通常只有在治療打嗝後，仍無法改善症狀時，才會使用。

而無論採取哪種方法，只要能夠對打嗝反射產生干擾，就是有效的治療。打嗝反射畢竟是一種退化的反射，只要將其干擾，這個反射動作很快就會重新轉為休眠、退化狀態，如此一來，打嗝問題便會消除。

朱醫師小叮嚀

在臨床上，絕大部分患者的呃逆，都可以很輕鬆的解決，但還是有一些病人，只能使其症狀減輕，而短時間內是無法迅速消除其痛苦的。

例如，我過去曾診治過一位腹腔具有腫瘤的病人，由於腫瘤長期刺激著膈神經，所以儘管醫生對其打嗝反射進行了有效干擾，但腫瘤仍持續刺激，也因而造成打嗝問題，遲遲無法獲得解決，直到手術將腫瘤摘除後，他的打嗝才算是完全被治癒。

所以，在干擾打嗝反射的同時，還要針對引起打嗝的原發疾病同時進行治療，這樣才是最佳，也是最萬無一失的治療方式。

胸痛未必是心臟病！從心肺到胃腸都會惹禍

有一位病人來看病時，說他經常胸口感到疼痛，而根據病患自己的知識認知，自行判斷為冠心病，所以每次胸痛的時候就吃點藥，休息一會，疼痛便慢慢好轉，但這樣的問題卻反覆發作，長久下去，該如何過正常的生活呢？於是就前來就醫了。

我仔細問了一下，覺得他的症狀並不像冠心病，因為他的胸痛問題，總與吃飯有關係，餓的時候會痛，吃飽後就沒再發作，這狀況並非冠心病的特徵；再深入檢查時，才發現胃部有明顯的壓痛。

於是我便建議她先做些檢查，但病人卻不願意，因此就只好依照初步診斷出有可能的疾病，開了一些相關藥物。一個星期後病人再複診時，她告訴我胸痛已經明顯改善，雖然仍會發作，但頻率已經下降許多。她問我到底開了什麼神藥給她，她要牢牢記下來，以後再也不吃那個已經吃了好幾年的心臟相關藥物了。

我告訴她，其實只是些治療胃病的常見藥物，價格也很便宜。

當告知是胃病時，她非常不能理解的問道：「我是胸痛，為什麼給我開的是胃藥呢？亂開藥怎麼還有效呢？」

我啼笑皆非的告訴她：「這怎麼是亂開藥呢？胸痛的原因，不會只是單純是由冠心病所引起的啊！」

可能是心臟在呼救

先說說胸痛時一定要考慮的心臟問題。

胸痛若是沒考慮到其他疾病，即便是誤診，也還不致於弄出人命；但如果沒有先考慮到心臟，而且恰好就是由心臟處所引起的，那隨時都可能造成「草菅人命」的慘劇。

冠心病

中老年人，尤其是老年人，一旦出現胸痛，幾乎九成都是冠心病引起的。這些人由於動脈硬化，造成供應心臟血液的冠狀動脈明顯狹窄，平時的血流供應還可以勉強保證，但如果遇到緊急狀況時，就有可能會供血不足。倘若動脈突然發生完全的堵塞，那更加會造成血液徹底斷流，導致完全的缺血、缺氧狀態，心肌細胞也將很快出現大面積的死亡。

心肌炎

年輕人出現胸痛，幾乎是不用考慮冠心病，因為他們還太年輕，血管也遠遠沒有到狹窄的年紀。所以**如果是年輕人突然出現胸痛，首先應該考慮的是心肌炎這方面的疾病。**

心肌炎引起的胸痛，有一個典型的特徵，那就是**在胸痛之前，病人必定會有感冒的症狀出現。感冒可能還沒痊癒，就開始出現胸痛、胸悶，而約百分之九十的病人，同時還會感到心**

慌、心悸等不適的症狀，且這種狀況的不適感，通常遠遠重於胸痛、胸悶。

單憑發病前有感冒症狀出現，以及胸痛、胸悶、心悸、心慌等不適的症狀，還不能確診為心肌炎，必須要再透過心電圖和抽血檢查才能得知。一般情況下，患有心肌炎的病人，從心電圖上，可以看到明顯的心律失常現象；而抽血檢查時，心肌酶指標、肌鈣蛋白數值都會有明顯的升高現象（這些物質本來就在心肌細胞上，細胞一死，自然就分散到血液中）。只有這些條件都符合，才能確診為心肌炎。

心肌炎跟冠心病一樣，都一定要住院觀察治療才行。最後還得提醒一句，心肌炎並不是年輕人的專利，中老年人也一樣有可能出現。

心包膜炎

心臟外面另有一層膜包覆。有時候胸痛就是由此處的炎症引起，與心臟無關，而這種疾病比較少見。

心包膜炎的發生原因，就如同當我們的手腳碰傷後就會出現發炎症狀，且會有局部腫脹的狀況，甚至還有很多液體滲出，而造成受傷部位的腫脹一樣，炎症處會有很多液體滲出來，流到心包膜與心臟之間的縫隙裡，隨著液體越來越多，慢慢地這個間隙就會被填滿，這就叫「心包填塞」。

由於心包和心臟之間隔了一層液體，心臟跳動的聲音就會明顯減小，拿聽診器聽時，就會有一種彷彿隔著很遠的感覺，這是與胸部做心臟叩診時的感覺完全不同，只有經驗豐富的醫生才能分辨。

由炎症造成的胸痛問題，如果沒有得到控制，液體仍然會不斷湧出來，並且開始向內擠壓心臟，當心臟不斷受到擠壓，自然胸痛無法緩解，而且還會越來越嚴重，隨著擠壓的時間和強度，最後心臟甚至會完全停止跳動。在這種情況下，就只能馬上做心包穿刺，用一根針伸進心包與心臟的縫隙中間，把那些液體給抽吸出來，就能立刻消除心臟的擠壓。

不從「心」思考的胸痛原因

一說到胸痛，可能大多數的人會聯想到心臟病、冠心病、心絞痛這些名詞。這是沒錯的，但是除了心臟，我們還應考慮到其他原因，否則就很可能會造成漏診、誤診。

肺栓塞

胸部除了心臟外，就是血管了。血管中的肺動脈異常也會是引起胸痛的常見原因，比如肺動脈堵塞。**對於剛做完骨科手術和剖腹產手術的病人，醫生最擔心的是患者突然說自己胸痛，**因為在切斷骨頭時，部分骨髓可能會進入血管，而剖腹產時，部分羊水也可能會流進血液中。這些骨髓或羊水順著靜脈回流，一路來到肺臟，最後會在某一條肺動脈處停留下來，對羊水或骨髓來說，肺動脈實在是太窄了，過不去。而且羊水或骨髓還堵住了路，如此一來，後面的血液就會完全流不過去，這就是肺栓塞，正確地說，是肺動脈栓塞。

胸痛、呼吸困難、咳血，這三者是肺栓塞的三大典型症狀，不過三者同時出現的機會只有三十%左右。

手術後出現胸痛是最容易聯想到肺栓塞的，但是在門診遇上的病人，就沒那麼容易判斷了。

過去我有一位擔任高層主管的病人，經常坐飛機到處出差。有次她因為感到輕微胸痛，且狀況持續一個星期，因此前來看診。之前她也看了四、五位醫生，大家都判斷她的症狀是屬於冠心病，但問題是，各種心臟方面的相關檢查都做了，卻都無法改善，於是就來到我的門診。

當時我仔細問她胸痛的由來，得知她一周前去過歐洲，回程搭了十幾個小時的飛機，第二天睡醒就開始覺得胸前隱隱作痛。就是這個很小的細節，讓我突然「靈光乍現」，想到了肺栓塞的可能。

由於十幾個小時都在飛機上，基本上都沒有什麼走動，雙腳的靜脈回流就會比較緩慢，血流得慢了，就有機會形成一個血栓，然而這個血栓就順著靜脈回流到肺裡，就可能堵塞到某個肺動脈裡。

再追問一下，原來這位患者為了事業，結婚三、四年還不想要小孩，於是經常服用避孕藥。這一點更驗證了我的推測，因為長期服用避孕藥，會使血液變得黏稠，容易凝結變成血栓。

肺臟疾病

我們的肺臟外層包著一層胸膜，這層胸膜和肺臟之間的關係，就像心包膜與心臟一樣，有一定的空隙。雖然肺臟不斷吸入空氣，隨時都與外界的空氣相通，但其實胸膜與肺臟之間，卻是空氣稀薄，甚至可以說幾乎是真空狀態。

這樣設計的好處，是肺臟裡面的氣壓，將會明顯大於肺臟外面的氣壓，這樣整個肺臟就很容易鼓起來；而一旦這層真空的間隙吸入了空氣，整個肺臟體積就會立刻變小，最嚴重的情況下，還會縮到一個拳頭大小的體積。就像吹氣球一樣，要把氣球吹大，就必須要確保氣球裡的壓力大於外界的空氣壓力，一旦把氣球嘴給鬆開，氣球就會迅速萎縮成一個小小的東西。

所以氣胸真正的意思就是，空氣進入了胸膜腔與肺臟之間的間隙，當肺臟體積變小，就會引起疼痛，所以看完以上的說明後，假使你碰到哪個人中彈或被刺傷後，一直哀號著胸痛，就知道那他可能是出現了氣胸。

還有另外一種也是由肺臟所造成胸痛的疾病，就是肺炎。肺炎通常不會伴隨著胸痛。一旦出現了，就像我們手腳碰傷，局部出現發炎症狀時的疼痛感一樣。但這種情況下，由於病人有高燒、咳痰等一連串肺炎的表現，所以很容易聯想到，胸痛是由於肺炎所引起的。但我所要強調的，是關於老年人的肺炎。

老年人得了肺炎後，由於年紀大了，免疫系統也都隨之老化，對於細菌、病毒的抵抗力，一定不像年輕人那樣劇烈，所以許多老年人得了肺炎，甚至可能會沒有很明顯的不舒服，他們既不發燒，也不怎麼咳痰，但有可能經常覺得胸部隱約有點疼痛。這其實是可以很容易分辨出來的，只要拿聽診器聽一下肺部，或照胸部X光，就能夠準確判斷出來。

【沒有外傷引起的自發性氣胸】

有些病人，是在完全沒有任何外傷的情況下出現氣胸，這稱作「自發性氣胸」。這種情況最容易發生在瘦高型的男性身上，有這種體質的人，肺泡先天就有點隱憂，有可能會出現大肺泡，就是許多肺泡產生融合，而轉變成一個體積較大的肺泡，就如同吹肥皂泡泡一樣，將許多小泡泡連結起來後，就可以變成一個大泡泡。

如果有一天，這個人咳嗽一下，或是突然用點力，這個大肺泡就可能像吹得太鼓的氣球一樣爆開，接著肺泡裡的氣體，就會進入肺臟與胸膜間的縫隙，氣胸就這樣形成了。

消化道疾病

關於消化道疾病所引起的胸痛，常見的如賁門失弛緩症或逆流性食道炎、膈疝、縱隔腫瘤等。

一、胃食道逆流：胸骨的後面就是食道，這裡一樣也會引發胸痛，最常見的原因是胃食道逆流，意思就是像牛反芻一樣，胃裡的食物逆流而上，刺激食道黏膜，引起發炎症狀和疼痛感。

典型的胃食道逆流，相信許多人都應該曾親身經歷過：當胃口不好時，又吃了一些難消化的油膩食物後，就會感到胃裡的酸水逆流而上，胃酸燒得胸骨後的食道處一陣灼痛，由於在這種情況下，能夠明顯感覺到胃酸逆流，所以要判斷胸痛的真正原因並不困難。

但許多胃食道逆流的病人，並不是都會有這麼典型的感覺。有時候，他們胃裡的酸水確實逆流，但因逆流的數量不多，因此病人並不會感覺有酸水上來，但實際情況卻是真的有胃酸逆流而上，並且同時還腐蝕著食道處的黏膜，造成發炎，並且引起胸痛不適。

二、食道腫瘤：這是食道長了癌細胞，而病人往往無法自覺，直到癌症細胞侵入到神經纖維，這時才開始會有胸痛的症狀。這種原因造成的胸痛，一般和胃食道逆流一樣，也是位於胸骨後，胸部的中線上。這種情況下，要判斷胸痛是因為這種原因引起的並不容易，不過如果病人有以下症狀，那麼有經驗的醫生還是能想得到。

- **近幾個月病人的體重不斷下降：**癌細胞胃口很大，有多少就能吃多少，這樣吃下去，病人的體重自然就會慢慢地下降，幾個月下來，病人往往會一瘦就瘦個五、六公斤。
- **吃東西會覺得吞嚥困難：**當食道中長了腫瘤時，食道就變狹窄，食物要通過自然就會有些阻礙。在症狀發生初期時，因為腫瘤還不大，食物要通過通常還是會非常順利。不過雖然腫瘤不大，但畢竟還是會突出一小塊，食物通過總要摩擦幾下，於是病人也就會感覺到，食物下嚥後，胸骨後方會有點不適。

腹部臟器相關疾病

當腹部臟器出現病變，偶爾也會有胸痛的現象發生，而不是只有腹痛而已，原因就是我們的大腦錯亂，誤將腹部傳來的疼痛感，以為是胸部傳來的。

但這種胸痛通常並不難區分，因為當腹部臟器發生病變時，儘管沒有造成腹痛現象，但仍會有其他的症狀表現出來，如同胃病引起的胸痛，雖然胃不痛，但是往往會有吐酸水、飽嗝、胃口差等不適，按壓一下胃部，也會有壓痛感。

功能性胸痛

意思是胸腔裡的臟器都沒有問題，胸壁、腹部也都不是原因，也排除了頸椎問題，那就只剩下一個原因，就是這個胸痛症狀，完全是病人自己「感覺」到的而已，簡單說就是病患自己幻想出來的。

功能性胸痛主要指的是心臟神經疾病，這種疾病主要對象大多都是中年女性，尤其更年期時，這種症狀就會更容易出現，這一類的胸痛有以下幾個異於其他胸痛的特點：

- 病人很喜歡深深嘆口氣，因為她們會覺得，每長嘆一口氣，胸痛都會有明顯的舒緩，這個特徵很重要，凡是有這個特徵的，都可以聯想到心臟神經疾病。
- 病人很情緒化，經常覺得心情煩躁，而且很怕去人多的場合，人越多，就越覺得心煩胸悶。如果到戶外，或是打開窗戶大口呼氣，胸痛的症狀馬上就能明顯好轉。
- 胸痛的發作是帶有「嬌氣」的。生氣、工作緊張壓力或太累時都會發作，而只有她感到開心、舒服的時候，胸痛的問題才不會出現。此外，動不動就莫名其妙出一身汗，或是全身只有手心和腳底出汗，又或是晚上經常性失眠，這些也都是心臟神經官能症的現象。

不過，對於心臟神經官能症狀，臨床上要真正下這個診斷，還是有很高的標準的，醫生必須將上述的各種疾病都排除之後，才能轉向來確診是否為這種疾病。如果沒有先排除上述的各種疾病，就直接下了這種診斷，那風險其實是很大的。

朱醫師小叮嚀

《紅樓夢》中的林黛玉，以及古典作品裡那些嬌滴滴的大家閨秀，如果現在把她們抓過來看病，大概都可以診斷為功能性氣胸這種病。像是林黛玉，平常就多愁善感，賈寶玉一讓她生氣了，就趕緊拿塊手帕捂住胸口喊痛，等賈寶玉過來哄一哄後，又雨過天晴，胸痛全無，這就是典型的心臟神經官能症現象！

走出健康好「膝」力

有位膝關節疼痛的老人來看診，他說膝蓋已經痛了幾個月，看過幾位醫生，他們都說是膝關節炎，而吃的藥物，有時候有效，有時候無效，甚至有一位醫生還告訴他，再不行就要動換膝關節的手術，但他因為不願意花錢換人工膝關節，於是便到處求醫。

我檢查後告訴他：「你應該不用動手術，因為你不是真的膝關節痛，是假的。」

我按照「假性膝關節疼痛」的方式為他治療，他的症狀很快就完全消失了。

有許多膝關節疼痛的病人，其實原因並非真的是出在膝關節的部位，而應該要注意腰部、髖關節這兩個位置，這兩個位置引起的膝關節疼痛，就叫作「假性膝關節疼痛」。

膝蓋痛，原來問題會出在腰、髖部位

過去我接觸過許多這一類的患者，都是膝關節痛了一、兩個月甚至更久的，而一直被診斷為「膝關節扭傷」、「膝關節炎」，結果在膝蓋處貼了許多片藥膏，仍然效果不佳，最後到我這一看，其實就是腰椎病變引起的「假性膝關節疼痛」。找到了真正的病因，即便只是把藥膏貼的位置變一下，其他治療都不必再增加，效果也是立竿見影。

腰、髖的疼痛會引起膝關節的疼痛，是因為腰椎處有坐骨神經、股神經，一直分佈至下肢；而髖關節處，則有閉孔神經路過，這條閉孔神經繼續往下肢方向走，途中也會經過膝關節處；也就是說，**膝關節和腰、髖都在同樣的神經線路上面，當腰、髖出現病變時，會刺激腰、髖處的神經，向我們的大腦發出疼痛的信號。**

大腦雖然知道這個信號來自於坐骨神經、股神經或者閉孔神經，卻無法準確定位這個信號，究竟是來自於坐骨神經線路上的腰椎處，還是膝關節處，在相當多的情況下，大腦會張冠李戴，明明是腰椎發來的信號，它卻誤以為是來自於膝關節。

像是當髖關節退化時，會感受到鼠蹊部、大腿內外側及臀部疼痛，但因疼痛會反射在膝蓋上方，使上下樓梯時覺得困難及疼痛，因此常會令人誤以為退化的是膝關節。於是在病人的腦海中，就形成了「膝關節疼痛」這樣的認知，也不會再有任何關於「髖關節痛」、「腰痛」的想法。

所以對於「假性膝關節疼痛」的病人來說，他們的腰、髖，這些真正的病灶處，基本上不會感覺到有什麼不適。

解讀疼痛，大有關「膝」

至於真正的膝關節痛，病根就確實是在膝關節部位。一般常見的有以下幾種類型。

運動傷害

最常見的就是足球運動員。常看足球比賽的人，對這樣的場景應該不陌生，當一位足球明星在爭搶中倒地，抱著膝蓋滿臉痛苦，然後被急速送往醫院，第二天他便會在記者會上宣佈，經MRI檢查，自己傷勢如何，然後需要休養半年，這些運動員的受傷部位，主要分為兩個位置，一是半月板，二是膝關節的韌帶。

半月板其實是一塊緩衝板，柔軟、但又不失堅韌，且富有彈性，你可以將半月板理解為，如同脊椎中的椎間盤一樣，半月板、椎間盤，就像是汽車的避震器、避震系統。假設當我們雙腳起跳，再落地的時候，衝擊力會從足底向上傳導，有了這塊半月板緩衝一下，力量再上傳就會減輕很多，減輕的衝擊力再往上傳，脊椎中的各個椎間盤，又會再把這些力量進一步進行緩衝；如果沒有這些東西來緩衝，我們每跳一次，內臟就會被震得亂七八糟。

至於膝關節的韌帶，主要有內側副韌帶、外側副韌帶，以及中間的十字韌帶。簡單來說，這些韌帶的作用就像繩子一樣，把膝關節給綁緊，如果沒有這些繩子，我們的大腿和小腿也就無法緊密地連接在一起。

退化性關節炎

又稱骨性關節炎，**這是所有關節炎中最常見的一種，也是老年人最常見的膝痛原因。**

在小腿骨以及大腿骨的盡頭，上面都長有一層光滑的軟骨層，每當膝關節進行屈曲活動的時候，這個軟骨層就會受到摩擦；摩擦久了，軟骨層會出現老化、破損，而暴露出下面的神經，當再度摩擦時，碰到這些神經，就會引起疼痛。嚴重一點的退化性關節炎，破損的軟骨還會脫落掉在關節腔裡面，成為醫學上所說的「游離體」。

痛風性關節炎

在「痛風」章節中有提過，痛風主要是發生在腳趾這些小關節處，但也可能發生在膝關節這種大關節處。當這種症狀發生時是非常疼痛的，發生在膝關節處同樣是痛到令人發瘋，而且膝關節處會非常紅腫，摸上去極其燙手。

如果過去有尿酸偏高，或以前已經有過痛風發作，然後再突然出現膝關節的紅腫熱痛，那麼第一時間就要想到，是痛風性關節炎的可能性極大。

髕下脂肪墊損傷

在髕骨（膝蓋骨）的下方，有一個大概呈三角形的空隙，這裡有一個脂肪墊填充著。很多膝關節疼痛的病人，其實是這個脂肪墊損傷而已，損傷的原因主要就是太勞累、使用過度，而引起了損傷，然後產生了瘢痕組織，其原理與網球肘基本類似。

肌腱連接處慢性損傷

如四頭肌肌腱，是連接在膝蓋附近的，在反覆牽引下，就有可能像網球肘一樣，造成肌腱附著的位置產生損傷，引起疼痛。

朱醫師小叮嚀

如果覺得膝蓋不適，要儘可能少背、少提重物，減輕整體的重量，包括自身的體重，因為肥胖就是膝關節的大敵。

另外，當膝關節發炎時，可以利用適量的運動增強膝蓋附近的肌肉，除了更穩定關節，也保持肌力的強度。如果在不痛的前提下，再搭配適當的伸展，例如單腳直立抬腿、小腿蹬提與平躺單邊提腿等，可以維持肌肉彈性，增加柔軟度。

不過，並非所有動作都適合膝關節發炎者，例如深蹲與爬樓梯等需要使膝蓋彎曲的動作，則絕對需要避免，否則反而會加劇症狀。

手腳麻痺了，我會中風嗎？

有位患者因為手腳麻痺，被其他醫院的醫生診斷為「中風」。但到我們診時，我為他做了簡單的體檢後，發現這根本就不是什麼中風，然後再讓他去做幾項檢查後，結果印證了我的推斷：他是糖尿病引起的手腳麻痺，和中風並沒有關係。

出現麻痺現象，一定是神經受了傷

麻痺，就是沒有感覺了；而感覺是靠神經來傳遞的，所以如果出現麻痺時，那一定是神經受傷了。至於是什麼原因造成的神經受傷，臨床上常見的就是以下幾種。

頸椎壓迫，會由手指麻到頭部

從頸椎處所傳遞訊息的神經，是支配著上肢的區域，若頸椎增生了骨刺，或是突出的頸椎間盤，把這條發射訊息的神經壓住了，就會讓神經「很受傷」。

如果是這一類原因所引起，**麻痺只會在一邊手臂上出現，而絕不會左手麻痺的同時，右邊手也麻起來。最常見的症狀，就是病人會覺得某一根手指、或者某幾根手指麻痺。**但要注意，這個「幾」一般頂多也就是「三」而已，如果出現了五根手指都麻痺，那就不要再考慮是這個原因了。

最典型的病人，會由手指感到麻痺開始，沿著一條線路，順著上肢一直往上走，直到頸部，那種感覺，有點像武俠小說裡講的，「某條經脈沒有打通」。

腰椎疾病，會從腳趾麻到腰

最常見的原因就是腰椎間盤突出，造成麻痺的原理跟頸椎相同，只不過受壓的是下肢的神經。所以這種病人會覺得有一邊的某幾根腳趾麻痺，**典型的症狀，會從一、兩根腳趾感到麻痺開始，順著小腿、大腿、屁股，一直延伸到腰部。**

脊髓型頸椎病，兩隻腳都會「麻木不仁」

以上所指的兩種情況，都是頸椎或腰椎將神經給壓住，所以**如果是頸椎壓迫的，只會引起上肢麻痺；而腰椎引起的，也只會造成下肢麻痺**，絕不會腰椎部份造成上肢麻痺，頸椎部位而造成下肢麻痺。

但是有一種頸椎病就不同了，它稱為脊髓型脊椎病，臨床上並不常見，但如果沒有發現，就會造成很嚴重的後果。這種脊髓型頸椎病，是頸椎間盤向椎管中嚴重突出，結果將整條粗大的脊髓給壓迫住。

而下肢傳來的感覺，必須要通過脊髓，才能上傳到大腦中樞，如今被這個椎間盤從中間一截，自然就會大受影響，引起下肢麻痺；而且由於兩隻腳的感覺都彙集在脊髓裡上傳，所以脊髓型頸椎病所造成的下肢麻痺，一定會是兩隻腳都麻痺，絕不會只有左腳，卻遺忘了右腳。

這種麻痺還有一個特點，就是病人會覺得兩隻腳的腳底麻木不仁，就算光腳站在地上，那感覺還是像穿了幾層厚襪子一樣。

這種症狀通常都會讓患者進行頸椎或腰椎的MRI、CT等檢查，目的是為了觀察神經究竟壓迫到什麼程度，再根據這個檢查結果，來決定具體的治療方法。

腦中風所引起的半邊身體麻痺

腦中風引起的麻痺，其特點是半邊身體麻痺，也就是說一邊的上肢和下肢一起出現的麻痺現象，基本上不會出現單純上肢，或下肢麻痺的狀況。

而且腦中風所引起的麻痺現象，一般還會同時伴隨著無力的症狀。單純麻痺而沒有無力症狀的雖然也有，但比較少見。

最值得注意的還有一種情況，就是病人突然感覺半邊身體麻痺，休息一會後，麻痺感又完全消失。這種情況，醫學上稱為TIA（短暫性腦缺血發作），俗稱「小腦中風」。**如果出現了小腦中風而不去理會，也不做任何處理，幾乎所有的病人都會在接下來的一年裡，出現真正的腦中風**，而那時候再出現的麻痺狀況，就不只是休息一下子就會消失的。

腦中風引起的麻痺，可以利用神經代償來達到徹底治癒的目的，但神經代償倘若無法成功，病人也就可能一直保持半身麻木不仁，久久不癒，且腦中風還會帶有後遺症的。

糖尿病會讓手指或腳趾一起麻痺

當血糖過高，時間一久，就會對神經產生直接的損傷，引起麻痺。但**糖尿病所引起的麻痺的特點，是雙手十根手指會一起麻痺，或者雙腳的十根腳趾同時出現麻痺現象**，一定不會只有一根指頭麻，而其他手指不麻**的**。

這是因為十根手指都是由同樣的血液供應，血糖一高，當然是十根手指一起遭殃。在治療上，最主要的還是要把血糖控制好，並且給予一些神經營養藥物，常見的有甲鈷胺之類的藥物，專門供給這些手、腳上的神經所需的營養。

下肢動脈硬化，腳會又麻又冰

當下肢動脈硬化引起血管狹窄到一定程度時，腳部的供血就會變得很差；而腳部要把信號傳遞上來，同樣是要消耗能量，而當沒有了血液供應，自然也就沒有信號傳上來，麻痺當然變成「天經地義」了。

這種麻痺，整隻腳都會有感覺，而且很少會兩隻腳一起麻痺，因為兩個下肢的動脈，很少會同時都狹窄得那麼厲害。最重要的是，這種情況下，除了麻痺，患者的腳還會非常冰冷，只是病人自己可能感覺不到，畢竟神經都已經無法傳遞任何信號上來了，但用手去摸一下，就會感到猶如摸到冰塊一樣。

再摸一下足背處的動脈，會覺得幾乎沒有什麼跳動，因為血液都流不過來，更別說還可能有多大的跳動了。

朱醫師小叮嚀

我曾遇過一位年長的病人，劈頭就要我開鈣片，他說自己的腳經常抽筋，所以要補鈣，而且已經吃一、兩年了。

「那你的抽筋好了嗎？」我問。

「沒有，所以我想可能得多吃一點，以前我每天吃一片，現在每天吃兩片。」這句話激起了我心中的警覺，於是又問了一句：「除了抽筋，你還有其他不舒服嗎？」

對方回想了半天才說：「也沒什麼，不過覺得要是路走多了，一邊的腿就會不舒服，有點痛，但休息一下就好了。年紀大這也正常吧！」

我讓病人捲高褲管，檢查一下腿部，馬上驗證了我的想法：他的腳抽筋，基本上和缺鈣無關，而是由於「下肢動脈硬化」所導致。因為：

- 病人持續吃了兩年鈣片，如果真是缺鈣的話，症狀早就應該明顯改善了。
- 病人走遠路後，會出現腿部的不適，有疼痛感，無法再繼續行走，如果是兩邊的腳都這樣，那還算是正常；但他卻是只一邊的腳不舒服，而另一邊卻是沒什麼事，因此這就是有問題了，在醫學上，這種情況叫作「間歇性跛腳」，正好是下肢動脈硬化的表現。
- 我將手指按壓在他兩腳的足背動脈處（就像中醫把脈一樣，不過現在是在腳上把脈，而不是在手上），發現左邊足背動脈的跳動感，要比右邊明顯弱了一些。

從這三點基本上就可以判斷，病人左腿的動脈明顯硬化。所以，當腰痠背痛腿抽筋時，不一定是缺鈣造成的。

手抖，是得了帕金森氏症嗎？

有位老人因為手抖而來門診，患者家屬告訴我，病人退休後心理調適不過來，經常發脾氣，最近幾個月開始出現手抖現象，而在其他醫院都確診為帕金森氏症，且服用了很長時間的藥也沒改善，所以只好換家醫院，碰碰運氣。

我詳細問了老人家一些其他的細節後，就讓他去進行抽血檢查，結果報告一出爐，果然不出我所料，就是甲狀腺亢進，於是對症下藥後，老人家的手抖不久就消失了。

其實手抖一般的原因也就只有幾個，關鍵就在於你想不想得到，想不到，治療的時間和金錢就只好白費。

導致手抖現象的疾病，主要有三種，就屬帕金森氏症最嚴重。

老人最容易罹患的帕金森氏症

當老年人一旦出現反覆的手抖現象，優先就得考慮這種疾病。而**帕金森氏症造成的手抖有一個特徵，就是當手靜止時候會顫抖，一旦運動時，手抖反而會立刻減輕，甚至完全消失**，在醫學上有個專有名詞來稱呼這種現象，稱作「靜止性震顫」。

除了手抖外，還有兩個典型的現象：肌強直、運動遲緩。

肌強直的意思是，病人的肌肉明顯比正常情況下緊張，醫學上叫作「肌張力增高」，把病人的手臂放平在桌子上或者床上，然後讓病人放鬆心情，並盡可能地放鬆全身肌肉，再抓住病人的手臂，做一做屈伸的動作。

如果是正常人，只要告訴他「把肌肉放鬆」，再抓住他的手臂做屈伸動作時，他的肌肉就會非常輕鬆，不會感到有什麼阻力。但帕金森氏症患者就不行，即使他不斷自己要放鬆，但肌肉還是會保持緊張的狀態，這時其他人抓住他的手做屈伸動作時，就會感到明顯的阻力。

至於運動遲緩，就是病人的活動會非常緩慢，就如電影中的慢鏡頭一樣。這是因為病人的肌肉無法放鬆下來，一直處於緊張狀態，做各種動作時自然就沒有那麼靈活而隨意了。

有踢過足球的人，應該都很容易明白這個道理，正常情況下，上場前必須做一下暖身運動，否則上場後，就會感到肌肉僵硬、緊張，做起各種動作來，都會明顯的慢半拍，什麼漂亮動作都做不出來。

運動遲緩不僅指的是病人起床、翻身、穿衣服等都放速度，還會有以下兩個特徵：

- **面具臉：**由於病人的臉部肌肉運動很遲緩，無法做出各種豐富的表情，整張臉會顯得非常嚴肅，毫無生氣，就像戴了一張面具一樣。
- **寫字過小症：讓病人在紙上寫字，一開始病人還會寫得比較工整，字體也大，但越往後，字就寫得越小，直到小得無法再寫下去為止，這就是手部肌肉運動遲緩所致，**這個檢查也是判斷病人是否患有帕金森氏症，必須要做的檢查之一。

在特定情況下才會發作的特發性震顫

曾經有一位患者，她每次拿筷子夾東西時，手就會不斷地顫抖，但做其他活動，如穿衣服、彈鋼琴、寫字時，都不會有任何問題。這就是「特發性震顫」。這種病的特色是：病患總是在做某個特定動作，或嘗試保持某個姿勢才出現手抖的現象，其他情況根本不會有，也就是說「特定情況下才會發作」。這種患者並不會有像帕金森氏症一樣，出現肌強直、運動遲緩的現象。

最有意思的是，這種並可以藉由喝酒來判斷。如果喝了酒後，特發性震顫並沒有明顯改善或消失，那麼幾乎就可以完全確定了。不過我自己倒沒有親眼見過，畢竟在門診時，總不能跟病人說：「請你先去買瓶酒，喝光了再來看」這樣的話吧！

需要抽血檢查確認的甲狀腺亢進

甲狀腺亢進的病患也會出現手抖現象，而且狀況和帕金森有點相似。兩者要區分起來很容易，畢竟甲狀腺亢進的關鍵字是「亢」，而帕金森氏症的關鍵字則是「靜」，一動一靜，因此甲狀腺亢進的許多其他症狀，對於帕金森氏症而言，根本就不會有的。

例如**甲狀腺亢進的患者，往往情緒容易激動、煩躁，臉部表情也很豐富，絕不會像帕金森氏症一樣，有一張面具臉，且臉部呆若木雞；而甲狀腺亢進的病患，往往吃得多、拉得多，胃口極好，而且怎麼吃都吃不胖，反而還會體重下降；而帕金森氏症患者卻會鬱鬱寡歡、食量小。**

甲狀腺亢進的病患，還會心跳速度明顯加快，晚上經常睡不著覺；還有眼睛突起、脖子長出一塊腫物，讓人一看就能有「亢進」的感覺，這些帕金森氏症患者所不會產生的。

要判斷甲狀腺亢進並不困難，不過必須要透過抽血檢查，看過甲狀腺功能報告後，最後才能確診，然後開始進行藥物治療。

朱醫師小叮嚀

有些人或許有過這樣的經驗：當情緒非常激動，或者體質非常虛弱（比如動完手術、重傷大量失血等）的時候，手部都會出現劇烈的顫動，以至於想拿件東西都變得非常困難。

不過這種手抖是正常的，你可以將之視為「行為的失態」，而不算什麼疾病，人一生之中，這樣的「失態」可能也就那麼幾次，等體質恢復、情緒平穩下來，手抖就會自然消失。

但那些經常出現的手抖現象的人，才是需要注意的。

身體文化 125

中西合療老偏方：常見病痛一掃光

作　者—朱曉平
責任編輯—郭香君
執行企劃—張燕宜
封面、內頁版型設計—16design
插　畫—黎宇珠
董事長
總經理—趙政岷
總編輯—余宜芳
出版者—時報文化出版企業股份有限公司
10803台北市和平西路三段二四〇號四樓
發行專線—（〇二）二三〇六—六八四二
讀者服務專線—〇八〇〇—二三一—七〇五
（〇二）二三〇四—七一〇三
讀者服務傳真—（〇二）二三〇四—六八五八
郵撥—一九三四四七二四時報文化出版公司
信箱—台北郵政七九～九九信箱
時報悅讀網—http://www.readingtimes.com.tw
電子郵箱—history@readingtimes.com.tw
時報出版臉書 http://www.facebook.com/readingtimes.fans
流行生活線臉書 http://www.facebook.com/ctgraphics
法律顧問—理律法律事務所　陳長文律師、李念祖律師
印　刷—盈昌印刷有限公司
初版一刷—二〇一四年十一月十四日
定　價—新台幣三二〇元
⊙行政院新聞局局版北市業字第八〇號

國家圖書館出版品預行編目（CIP）資料

中西合療老偏方：常見病痛一掃光 / 朱曉平著. -- 初版. -- 臺北市：時報文化, 2014.11
面；　公分

ISBN 978-957-13-6102-4(平裝)

1. 偏方 2. 中西醫整合

414.65　　103019944

ISBN 978-957-13-6102-4
Printed in Taiwan

原著作名：可大可小的常見病，輕鬆就搞定，作者：朱曉平